思想觀念的帶動者

文化現象的觀察者

本土經驗的整理者

生命故事的關懷者

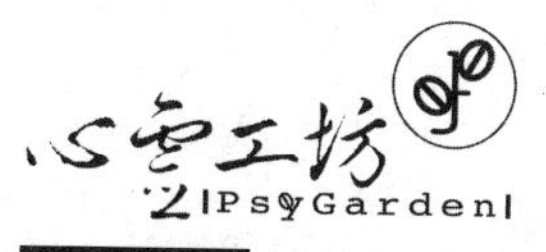

對於人類心理現象的描述與詮釋
有著源遠流長的古典主張，有著速簡華麗的現代議題
構築一座探究心靈活動的殿堂
我們在文字與閱讀中，尋找那奠基的源頭

照護的靈魂

哈佛醫師寫給失智妻子的情書

一位丈夫，同時也是一位醫師所貢獻的道德教育

The Soul of Care

The Moral Education of a Husband and a Doctor

凱博文（Arthur Kleinman）—著

王聰霖—譯

一封深刻卻含蓄的情書

劉紹華（中央研究院民族學研究所研究員、臺灣醫療人類學學會創會理事長）

《照護的靈魂：哈佛醫師寫給失智妻子的情書》英文原著甫出版，書評介紹就登上《時代》、《紐約時報》、《華盛頓郵報》等美國龍頭媒體。此書如此引人矚目，我想是因為它體現了凱博文醫師與學者生涯的身、心、靈，發人深省。

「身」指的是此書乃凱博文的自傳，勾勒了他的終身志業。也許，三十多年前，凱博文就已在他著名的《談病說痛：在受苦經驗中看見療癒》一書中，為這本自傳下了註記：「人生走到最後階段，回顧以前走過的艱辛路程，與青少年編織未來的美夢一樣自然。回想往事還須爬梳整理，擺正歸位，……爲自己的人生建構一個一以貫之且有適當結論的説法，是給後人與自己的最後傷別離。」

凱博文是精神科醫師，但令他成就斐然的一體兩面身分則是醫療人類學者。他的成就僅從其著作列表即可見一斑。從他最初揚名國際的「疾病解釋模型」（explanatory model of illness）等理論觀點，到後來的臨床道德思考，接觸過醫療人類學或跨文化精神醫學的人，一定讀過或至少聽聞過他的著作。

這本自傳與其先前的著作有所不同，不僅娓娓道來凱博文專業生涯中力行的理論與實踐，即關於疾病苦痛的理解與照顧，也自我揭露了照護罹患阿茲海默症妻子時的茫然困頓與不知所措。精神科醫師善於聆聽苦痛的敘事，醫療人類學者擅於敘說生命的故事，慢性症病人或家屬熟悉生命的不適。這本書便是凱博文身兼各方角色，以沉澱了四、五十年生涯歲月的文字而寫就的專業省思與生命感悟。

在「心」的層面，這本書傳達了凱博文生涯中的核心思考，即道德的意義。他身為人類苦痛的治療者（精神科醫師）與跨文化見證者（醫療人類學者），讓他敏銳感受道德的概念與價值對於理解人類苦痛的重要性。

猶記得，二〇〇七年我才剛到中央研究院工作未久，該年九月凱博文教授蒞臨我的機構演講，會議廳爆滿。演講中途，一位站在我旁邊的年輕學者突然低語：「他怎麼成了一位moralist（道德家）？」聽到這個似乎帶有評論性的提問，我一時無法回應。其實，凱博文的研究一直隱含道德的議題。一九九〇年代起更明確地以道德為研究寫作的主題，那些作品對我的研究也有相當影響。他並不是近年才開始討論道德的議題。

但是，我困惑於「道德家」這個詞。當時我心想：重視道德的議題，就是「道德家」嗎？然後我問自己：我也是「道德家」嗎？我也是見證人類苦痛的醫療人類學者，也經常思索：從事與人的病痛直接相關的研究或介入，能迴避道德與倫理的思考嗎？

「一位丈夫，同時也是一位醫師所貢獻的道德教育。」是這本自傳扉頁的起始句，開宗明義地指出道德思考在凱博文生涯中的核心份量。而且，在此思考中，他身為丈夫的角色可能比起醫師的角色更為舉足輕重。

從「身」或「心」的角度來看，因為凱博文著作等身且具有影響力，若由他人為其立傳並非難事，他人也可能代理寫出凱博文思考中的道德重量。然而，在「靈」的層面上，只有凱博文才能寫出這本書的靈魂，因為只有他自己能夠理解、細究與描述妻子對他的全面性影響。

這本自傳實可謂一本深刻卻含蓄的情書。我讀來最大的感想始終指向這個意涵，像是作者懷念已逝妻子瓊安的絮語，一位精神科醫師對喪偶之痛的自我療癒，以思念為隱喻而寫就的自我生涯剖析。不論是作者的知識取徑或專業回顧，還是日常生活與人生反芻，妻子的影響都無所不在，就如凱博文在書中自承：「我將她內化得如此之深，深到瓊安去世之後，當我看見鏡中的我凝視著自己時，震驚不已。我是如此習慣於她的存在，瓊安的形象成爲了我對自己的認知。」

凱博文用這本書，將瓊安永遠銘記在自己的身心靈紀錄之中，也以此方式療癒自己，放手讓生命最後十年飽受阿茲海默之苦的妻子離去。

我也清晰記得，二〇〇七年凱博文帶著已罹患早期阿茲海默症的瓊安來到台灣，闊別他們生涯起家的田野地多年之後，兩人都很高興。心靈工坊安排了一場溫馨的晚餐，當時視力已嚴重受損的瓊安笑得開懷，說起一九七〇年代住在台灣的經驗，她還記得一首兒歌《大公雞》，是他們的小孩在校學會後回家唱給他們聽的，倆人依然記得歌詞。於是，凱博文，以及在場好幾位在學術界與出版界卓然有成的大人們，一起陪著瓊安懷舊拍手唱起兒歌。當時剛成為學者的我，感悟油然而生：那一幕已成歷史。我看見一位國際大師的細緻情感，也看見被研究之地的人們對於良善有成的人類學者所慷慨給予的人情與照顧。

凱博文是位慣於理性、書寫、教學、研究的嚴肅學者。他將這些情感、思念、生命省思與專業批判，結合在一起，寫成一本對自己而言富有生命回顧與確認意義的心靈之書，對於他人，尤其是年輕的醫療工作者和學子，更是有所提醒與引領思考的精神分享。

從照顧人到守護記憶，從守護記憶到照顧人

林克明（美國加州大學洛杉磯分校榮譽教授）

一九七四年我誤打誤撞進入西雅圖華盛頓大學當住院醫師，首次親身承受排山倒海的文化衝擊，也因而對文化心理學、文化精神醫學及醫療人類學心嚮往之。新上任不久的主任聞言大樂，說：「我們等亞瑟．克萊曼（凱博文）一到，就要創設舉國第一的文化精神醫學中心。」原來亞瑟當時雖然年紀輕輕，早已數度在台做這方面的研究，對種種民俗醫療尤其瞭若指掌，也早已享譽國際。我卻因人在金門服役一整年，與他在台的時間正好錯過，失之交臂。

此後經年，「只聞樓梯響」，亞瑟無影無蹤，原來是邀約既多，哈佛一時又不肯放人。一九七六年他終於蒞任，醫學院第一場演講座無虛席。自此他馬不停蹄，迴診、開課、創辦專業雜誌、出版專書、開國際會議，一時間華大研究文化精神醫學及醫療人類學的風氣風起雲湧，儼然成為全美的先驅。

不久我有幸成為他的及門弟子，登堂入室，得識其夫人瓊安（凱博藝），終於比較瞭

解亞瑟如此「少年得志」，其背後的祕密。亞瑟積極進取、直道而行、自反而縮，雖千萬人吾往矣，往往不免因此而得罪人，同時也給自己帶來極大的壓力。瓊安溫文賢慧，撫養一對子女之外，還說服亞瑟精明（或許也有些難纏）新寡的母親搬到西雅圖，盡心照顧。「相夫教子」之外，她游刃有餘，不但說得一口流利的法語及華語，又鑽研中文古籍，與亞瑟一樣，對華人文化有深廣的熱忱與認識。或許可以說，亞瑟在事業上有如此巨大的成就、他的人生能夠過得如此豐富多彩，一大部分得歸功於瓊安。這裡面的許多點點滴滴，亞瑟在書裡已有詳盡、生動的描述，就不再在此贅述。

這本書更為難得的是，亞瑟自承，身為醫師，他在與瓊安的婚姻關係中，卻一直是個「被照顧者」。在頭三十六年的婚姻生活裡，他「飯來張口，衣來伸手」，滿腦子都是工作與學問，幾乎從來都不曾過問柴米油鹽為何物。如果沒有二十多年前那一場劇變，他們這種「照顧與被照顧」的「完美組合」必然會繼續延續下去。亞瑟的文章風采、學術事業，如日中天。多年耕耘的豐碩成果，正等待收割。

瓊安五十九歲開始罹患的早發性阿滋海默症，延續十餘年，對他們兩人及親近的人而言，是一連串無止境的試煉。面對這場災難，兩人從惶惑、無助、憤怒到程度不等的接受與面對，這其中有無盡的反覆、無盡的調適。但是不論如何艱困，他們終能堅持到底、終能「白首偕老」。這固然因為他們有堅如磐石的愛情為基礎，也更因為他們諾言的兌現、道德的實踐，沒有什麼別的大道理，而就是要去做，要堅持地做下去。這樣的想法，一方面固有古希臘聖哲教誨為依據，同時也呼應了陽明心學「知行合一」的理念。

亞瑟用這樣的身體力行，向我們揭示了許多層面的「勇敢」。首先，他勇於接受生命所呈現的事實，接受「盡人事」（醫學、科學、最好的照顧）的重要及有限性，也接受自己的軟弱面與局限。這樣的承受與覺悟，對一向驃悍不羈的亞瑟，自是一個莫大的考驗。

同樣困難的，是角色的轉換。在那亞瑟稱之為「黑暗的十年」裡，他從一個百分之百的被照顧者成功轉換成百分之兩百的照顧者。他學會的不只是洗衣、煮飯、付帳單，漸漸的還得照顧瓊安日常生活的繁瑣細節，從洗澡、梳頭到穿脫衣服，最後幾乎等同於養育一個嗷嗷待哺的初生嬰兒。但是比照顧嬰兒更困難的是，初老的阿茲海默症患者與她的照顧者分分秒秒，共同面對的是不斷的失落與「無常」（尤其是病程惡化及情緒反應的難以預測）。到了「翻臉不認人」（Capgras syndrome）的階段，不管兩人多年的感情如何地深厚，要不離不棄，真是需要莫大的涵養功夫。

長年照顧重病親人，最大的挑戰之一，應是如何在盡心盡力的同時，至少也還能保有一部分自己的生活。細讀本書，讀者或會感覺到，亞瑟在這點上是頗有一番掙扎的。直到最後階段，不管如何困難，他盡量帶著瓊安參加種種他們一向喜愛的活動，如宴會與音樂會等。更不容易的是，直到最後，他還帶著她天天上班、教課、全世界四處開會、演講。這樣的情形，我們親眼見證過好幾次，每次看得目瞪口呆。亞瑟眼觀四處、耳聽八方，往往上一秒還在探討深奧的學術問題，一轉身就即時制止瓊安可能會造成危險的動作。饒是如此，這樣長年的警覺，恐怕還是一個很大的壓力來源，也難免引起他擔心未能放下工作「全心」照顧瓊安，因而產生些許不安與自責。但是既然學術工作就是他人生意義的重心，放棄工作或者就等於放棄自己。放棄了自己，他又如何照顧瓊安？他對這兩難的抉擇，或許不是別人的力所能及，但是背後的問題，則值得每個人省思。

亞瑟的勇敢，最為讓我動容的，則是他揭露自我的勇氣。他對自己的信心，對瓊安生命意義的信心，對於「照護」如何深化人性的信心，讓他能夠在這本書裡坦誠無隱、生動描述他在這「黑暗十年」裡的種種難堪、心如刀割的痛苦、起伏轉折的心境。他也坦率地以他個人的成長歷程，來彰顯為何一般人，尤其男性，對照護的議題如此疏離。從來不知生父是誰的他，經歷了慘澹崎嶇的青少年期，上天下地追尋方向、認同，終於在認識瓊安之後有了安身立命的感覺。他們婚姻生活的前半段，瓊安照顧他，無微不至。瓊安病後，他照顧她，竭盡所能。也因為這個經驗，才讓他真正了解，一個人需要去照顧另外一個人，才能成為一個完整的人。

寫這篇序文時，正好亞瑟應邀來加州大學舊金山校區演講。多年不見，亞瑟風采依舊，又增添了許多的自在從容。講到瓊安最後的時日時，他眉宇深鎖，眼光一時黯淡了下來。他說，守護對瓊安這個人的記憶，是此生必須一直做下去的功課。從照顧人到守護記憶，從守護記憶到照顧人，他的功課也正是我們每個人的功課。也正因為如此，展讀這本書，才會這麼地有意義。

〔推薦序三〕

有盡的人生與無盡的照顧

黃宣穎（精神科專科醫師、香港中文大學人類學系助理教授）

二〇〇六年秋天我初抵美國東岸，進入哈佛大學人類學系就讀，頭一年間對於我往後的指導教授——凱博文——最感到困惑的，便是他與妻子凱博藝（本書就其英文原名直譯為「瓊安」）的關係。還記得第一次走進他的辦公室，印象深刻的除了豐富的藏書，還有那四面八方都可以看到妻子照片的擺設，「這位老師非得要讓訪客覺得他很愛妻子不可」，我心裡這樣想著。接著我發現教授在許多場合會把妻子帶在身邊，大班講課的時候妻子坐在第一排，小班討論課的時候妻子則坐在他身邊，「為什麼要這樣做呢？」是許多學生心中的疑問，教授並沒有多做解釋，然而我們漸漸能看出，多數時候只是靜靜坐著的師母可能有認知或情緒方面的問題，使得教授偶爾要放下講課來安撫她。

往後幾年有更多機會看到類似的場景，師母的阿茲海默症在系上變得廣為人知的同時，病情也逐漸惡化，教授有時也顯得吃力。大約在那段時間，他加入《刺胳針》（*Lancet*）雜誌〈醫學的藝術〉（The Art of Medicine）專欄，不定期撰寫短文，而「照護」

——事實上已經成為他的日常工作——是這一系列文章中最鮮明的主題。對我這樣晚到的學生來說，教授的形象不只是學者或醫師，同時也是照顧者，而傳說中熱心幫助華人學生、通曉中國古典文學與藝術的師母，已經成了不容易溝通的照顧對象。除了愛情與親情的責任，教授把照護看成是醫療人類學的實踐，用他自己的話來說，是一種從中更理解人性、成為更完滿的人的「道德體驗」（moral experience），這不得不為之事也是一種身教，感動與衝擊身邊的人。

《照護的靈魂：哈佛醫師寫給失智妻子的情書》不但記錄了這段長達十年的艱困旅程，也可以看成是凱博文教授的回憶錄。書的前半部從原生家庭與童年談起，歷經不同的求學階段，最後在醫學院時期認識妻子並且結婚生子。這些片段勾勒出他的成長過程中和照護有關的遭遇，也提供了窺看他學術生涯「後台」的難得機會，其中最重要的是兩個已經成為經典的民族誌研究：七〇年代對台灣醫療文化的宏觀考察（可說是當代醫療人類學的開山之作，其中以乩童研究最為人熟知），以及八〇年代初期在湖南長沙透過「神經衰弱」（neurasthenia）這個在美國已經過時的診斷對文革創傷的探索（在中國精神醫學界引發重大爭議，也是十年後「社會苦難」這個重要概念的先聲）。他回溯自己的學術傳承，回憶起老師艾森伯格教授，也透露自己在生涯早期多麼狂熱不倦地工作，而讓這一切成為可能的，是妻子對他以及對整個家庭的支持與照顧。

在我這樣的後輩眼中，凱博文教授的意志力與遠見可說是不可思議，他在七〇年代出道時的幾篇文章——彼時他的寫作仍帶有強烈的醫學風格——就幾乎包含了未來四十多年所有思想發展的雛形，這大概是因為他思索的始終是最基礎而廣泛的問題，面對一片荒蕪，他不畏懼花費大半生起造一座城市。這一路層層遞進從七〇年代對台灣多元醫療地景的描繪起步，八〇年代的他確立了側重意義、體驗與敘事的「哈佛學派」的領導地位，九〇年代後期他以「社會苦難」（social suffering）的概念整合以「柏克萊學派」為代表、側重政治經濟學的批判醫療人類學，新世紀之後又引領了學科的「道德轉向」（moral turn），如同他演講時喜歡提的比喻，學術生涯就像是樂手一次又一次的排演，在指揮「再彈奏一遍」的重複命令下，演奏得更好更美。

凱博文教授十多年前開始將研究重點轉移到「care」上面，care這個幼稚園程度的英文字起源於古德文，最主要的意思大概分成「關心」（包含心靈的負擔與痛苦、注意力與在意）與「照顧」（在實際作為之外也包含照看、引領之意）兩個高度相關的面向，如同書中提醒的，在不同社會文化中，這個字或許會對應到不太一樣的意義光譜（例如華人社會中的「管」或「管教」）。三、四年前，在《刺胳針》雜誌一系列短文之後，凱博文教授與英國社會學家伊恩．威爾金森（Iain Wilkinson）發表了《對社會的熱情：我們如何思考人類苦難》（*A Passion for Society: How We Think about Human Suffering*）這本企圖宏大的理論專書，兩位作者挖掘出一條入世而非抽離、把苦難的關懷與解除放在純粹知識生產之上的社會思想史系譜，書的最後兩章回到實踐與照顧這兩個緊密相關的主題，也預示了現下這本更加有血有肉的書的面世。

脫去艱澀的理論語言，《照護的靈魂》回到說故事本身，老去的精神科醫師與人類學家藉此和更廣大的讀者分享他的人生經歷與智慧（wisdom），同時也希望將「照護」這個醫療最核心、但恐怕也最容易被忽略的問題，帶回到相關公共政策的討論中。無論是在健康不平等與保險政策等議題熱烈爭議中的美國，或是引以為傲的全民健保在人口老化、醫護過勞等因素下苦撐待變的台灣，本書都揭示了回歸到這個基本問題的可能出路，值得民眾、專業人員、與政策制定者思考。

最後，這本書也是凱博文教授寫給一世愛人的輓歌，這個哀悼的過程也仍是照護的一部分。在書的最後幾章，讀者將透過作者親密的眼光，看著他深愛的妻子抵達阿茲海默症的末期，身心一步步敗毀，最終走向死亡，而後留下來的他與家屬處理相關後事，我相信讀者必能在字句間感受到作者的錐心之痛。失去愛妻將近一年之後，教授曾在《刺胳針》雜誌的專欄中分享自己的喪妻經驗，他質疑精神醫學對憂鬱症診斷標準的放寬，是將人類經驗正常的一部分粗暴地化約為疾病的症狀，並據此捍衛哀傷的正當性與必要。七年之後這本曠日廢時的書終於出版，這當然是一個階段的結束，從作者或研究者的角度來說也是又一個重大成就，然而愛、照護、與哀悼是否就此結束？一般人常說的「放下」如何可能？或許就如作者在結語中暗示的，這些東西是人生的一部分，在人生中沒有盡頭。

推薦語

《照護的靈魂》是凱博文教授的近期力作。以他銳利的人類學眼光，審視自身身為照顧者的過程、行動、實踐、感情、體驗與成長，為「長照」提供實務之啟發與靈性的滋潤，值得推介。

——胡海國（財團法人精神健康基金會董事長、國立台灣大學醫學院名譽教授）

閱讀一位男性照顧者的自我探索，作者用冷靜的筆觸，描述面對失智妻子的照護問題，不時從自身處境跳出到更高的社會視角，俯瞰醫療專業與社會制度必須的改革，也探討道德、靈性、信仰等。但終究，我們還是看得見一位男性照顧者面對摯愛崩壞後的慌亂、狼狽與無能為力，這也正凸顯了「照護」超越了階級、知識、經濟水平的風險與共通性，希望帶給正在照護中迷惘、憤怒或耽溺於憂傷的家庭照顧者，不同的視角與啟發。

——陳景寧（中華民國家庭照顧者關懷總會秘書長）

凱博文在本書中剖析對亡妻瓊安的刻骨銘心的思念。瓊安的優雅、寬容、親善，彌補了凱博文急燥、孤獨和刻板個性，也成為他和同事、家人、學生之間的融合劑。瓊安最後十年與阿茲海默症的艱苦奮鬥，也讓他看到當代醫學教育缺乏對病人照顧的倫理教養。對進入老年社會的台灣來說，本書開展了我們必須面對的「長照」議題，值得深思。

——黃樹民（中央研究院院士、國立清華大學人文社會學院院長）

知名的凱博文教授從一九七〇年來就到台灣來做人類學研究，與我們的老師林憲、陳珠璋教授是多年老友，也一直是我們晚輩敬重的對象。這本《照護的靈魂》貫穿他一生的重要發展，包括成長、學醫、結婚、行醫、研究、照護失智妻子等心路歷程。照護的「靈魂」在他的三種角色（醫師、家屬、被關照者）貫穿之下彰顯了多重樣貌，更在大醫療體系的經營考量、標準化照護等要求下顯示出種種矛盾扭曲，發人深省，非常值得一讀。

——黃宗正（台大醫院精神醫學部主任）

目次

獻詞

獻予
瓊安．艾德莉亞．雷曼．克萊曼（JOAN ANDREA RYMAN KLEINMAN）
一九三九年九月四日—二〇一一年三月六日
以及所有愛她的人，照顧過她的人，
以及，像我一樣，因她的愛而重獲新生的人

我們曾存在過的空間，都已流入了我們的內在，永續不滅。
——謝默斯．希尼（Seamus Heaney）[1]

並獻予所有面對苦難與殘缺，曾體驗、反抗與承受苦難的人們——他們教導我們身為人類的意義，以及為何生命（與死亡）是如此重要。

也獻予所有照護者，他們付出自己所有，盡其所能，去維繫生命與希望，並且幫助人們有所善終。他們總是覺得自己做得不夠，即便已竭盡全力。

註釋

1 譯註：愛爾蘭作家與詩人，一九九五年以其詩作榮獲諾貝爾文學獎。

給讀者的話

本書精確地傳達了我身為醫師、人類學家與家庭照顧者的精神。除了與自傳相關的細節、家庭成員以及初級照護醫師和照顧瓊安·克萊曼的醫院以外，案例故事中的所有姓名以及可供識別的細節，都已經過更動。這是為了確保醫療機密並保護相關的個人、家庭和機構得以隱匿其名。我在進行這些更動時，使用了從面對類似問題的其他病患、研究對象、醫師所取得的資訊，讓這些變更在參考我所治療、研究與合作過的人們的經驗之下，可以有確實的根據。

序幕

「滾！給我滾！」

我的妻子，瓊安，正對著她床邊的陌生人瘋狂地尖叫和拍打。她非常地激動和恐懼。

「離開這裡，滾出去！」

但那個被她視為陌生人的人是我，與她結縭超過四十年的丈夫。瓊安剛從午睡中醒來。這時是二〇〇九年夏季，地點在麻塞諸塞州的劍橋。我們在住了二十七年的家中臥室裡。

我試著讓聲音保持冷靜，同時隱藏心中湧出的恐慌。「我是妳丈夫，亞瑟。不要這麼生氣，我是跟妳一起在這裡的！」

「你不是！你不是亞瑟！你是冒牌貨！給我滾！快！」她顫抖著嘶吼，高度警戒，就像隻困在陷阱裡的動物。

我試盡我所能想到的各種方法要讓她冷靜下來，並且向她證明我是她丈夫，但她不為所動，拒絕承認我是誰，變得越來越頑固，越來越生氣。我開始懷疑這是不是真的，還是我做了場噩夢。瓊安只感到驚恐，深陷在讓她極端恐懼的幻覺中。這種情況之前發生過，是去年在阿姆斯特丹一家的飯店裡，但我依然對她的胡言亂語束手無策。

瓊安幾乎全盲，並且因為罹患了非典型的早發性阿茲海默症而失智。這樣極度折磨人的狀況是卡普格拉綜合症（Capgras syndrome）的典型發作情況 ，這是一種有時會發生在罹患神經性病症患者身上的妄想症。患者會將與她親近的人物，甚至是她所存在的物理空間，誤認為是虛假、不真實的。以瓊安為例，她的妄想症最常出現的模式是偶爾、短暫持續，然後馬上忘記，但是對於親近她的人而言，它可是會將世界扯得支離破碎的——就像是一段花費數十年時間才鑄造出來的牽繫，在一瞬間就粉碎了。

我是個受過專業訓練的精神科醫師。我應該有方法應付這樣的狀況。但在當下這一刻，我只是個震驚而絕望的丈夫。這次的場面就像第一次發生時一樣，延續了可怕的數小時。在那段時間，我得退避到屋內的其他地方，直到症狀發作完畢而她恢復冷靜的狀態。然而，我同時也是一個照顧者——瓊安的主要照顧者。有好幾次我試著和她來段日常交談，但她拒絕了我。最後，我讓她相信我是另外一個人，是來幫助她的。

「這樣啊，那趕走這個冒牌貨，把我真正的丈夫找來。」她哀求著說。

＊ ＊ ＊

之後，她對這件事表現出無所謂的態度。隔天，她完全否認發生過這樣的事。截至這個時候，我已經照顧了她八年之久。我幫助她洗澡、更衣並且為她帶路。我也幫助她吃飯，而且漸漸地也得為她解釋周遭的一切。我是個平凡的家庭照顧者，在美國有超過五千萬名家庭照顧者，而我是其中之一。身為醫師與醫療人類學家，我將職業生涯投身於專業照護與研究。針對這項主題，我具有客觀的專業知識，但同時間，我也身為一個平凡的參與者而埋首其中，每天都從中學習。

從每次的經驗中，尤其是我擔任家庭照顧者十年間的可怕經驗，讓我對於照護工作有了更深的理解。我發現，照護是一種人類發展的過程。在我們社會中經常會發現，男孩的教養讓他變得粗心大意，女孩則是細心體貼。青少年和年輕男性得花上很長的時間，才能學會關心其他人，然後才會變得體貼而且有同情心，最後才能勝任照護工作。對於女性來說，要求她們成為照顧者的社會壓力和文化期待要大上許多，而這並不表示照護工作對她們來說是天性或比較容易。女性也要經過培養才能成為照顧者。照護是以關係為中心。給予照護和接受照護是一種分享禮物的過程，在這過程中我們給予並接受關心、肯定、實質的協助、情感上的支持、道德上的團結一致，以及持續不變的生命意義，一份複雜而不完整的意義。照護是行動、實踐和表現。它經常是一種反應。它是在各種不同狀況與情境下，針對他人與我們本身的需要而持續出現的反應。照護是陪伴某人度過他們驚慌與傷痛的經驗。它是協助、保護，以及為了避免陷入進一步的困難而未雨綢繆。

照護攸關著照顧者與被照顧者的活生生的**臨現**（vital presence）——存在個體所本有的生命力與充實感。照護的行動會從我們內在召喚出臨現的能力。照護不會隨著死亡終結，反而讓我們積極守護記憶。我學到照護意味著恐懼和驚惶、自我懷疑和絕望的時刻——但其中也有深刻的人性連結、真誠與坦誠、充滿意義與喜悅的片刻。

我也學到照護所涵蓋的領域之廣，遠遠超出醫學的範疇。照護或許是最無所不在的一項人類活動，卻也可能是最吃力的一項活動，而且不時令人氣餒。它也是一項攸關人類存在意義的活動，透過這樣的活動，我們才得以完全了解、發揮人性的光輝。照護中最微不足道的時刻——擦乾汗濕的額頭，換掉弄髒的床單，安撫煩憂不安的人，在所愛的人生命結束時輕吻她的臉頰——我們或許便表現出最美好的自己。它能為照護者與被他所照護的那個人帶來救贖。照護可以為生活的藝術提供智慧。

照護是一項困難、有時枯燥又沉悶無趣的工作，但它會與情感、道德、甚至是宗教意義彼此共鳴。了解實際的照護工作的意義，或許能有助於我們迎接這份挑戰、繼續堅持下去，並忍受試煉，而且它也會讓我們更堅強，以面對生活帶來的其他考驗。挑戰會日益增加。我相信，我們正在經歷一段高品質的照護受到嚴重威脅的危險時期，不管是在家庭內、在醫療專業中、在醫院與老人之家中，或是在我們的整個社會中。在充滿了僵固、憎恨、暴力和譏諷的政治氣氛中，反照護的風氣大行其道，而且經費少到幾乎無法觸及需要的人，使得照護工作遭受破壞，甚至可能被錯認成軟弱與傷感。它當然兩者皆非。照護是將家庭、社群與社會凝聚在一起的人性黏著劑。照顧教導我們的是不同的故事，告訴我們如何生活，我們又是什麼樣的人。但是在美國以至世界各地，照護的聲量被湮沒，價值被貶低，成了經濟與效率的犧牲品，對家庭與專業醫療照護人員的苛求越來越多，給他們的資源卻越來越少，而且面臨在醫療保健中被排除重要性的危機。表達人類經驗、關乎人們的苦痛和療癒——我們共同的存在基礎——的道德語言，正在遭受扼殺，最壞的狀況下甚至可能消失殆盡。

我們必須做好準備，好對自己提出令人難受的質問，去挑戰制度中的假定和「醫療保健論戰」所設定的前提。採取行動的時刻到了。這本書便是我針對照護工作以及它為何至關重要的原因，所提出的一份證詞。

01 不羈的童年

年輕時，沒有什麼徵兆顯示我會投身照護領域。我對生父納森．史皮爾（Nathan Spier）一點也不熟悉。即使寫下他的名字，仍想不起他的長相或任何影像。我母親瑪西亞（Marcia）離開父親，逃離令她難以忍受的婚姻，也帶走了當時一歲的我。我二十多歲才曉得父親的全名，之前對他一無所知，之後，關於他的話題在我家依然殺傷力強大，因此我也沒認真要去找他。我的出生之謎在年輕時一直困擾我，母親到了六十多歲才開始談我的生父和他的家人，但她那時仍堅持我不該去見他。

我後來才知道，生父是房地產開發商，人稱班森赫斯特之王（King of Bensonhurst），他和他家人曾涉入一起醜聞案，非法介入法院審理的案子，結果造成一名法官自殺。截至目前，我對他的所知僅止於此。

我生長在一個富裕的猶太家庭，位於經濟與文化混雜的布魯克林區。家庭成員一開始有我母親、外公、外婆和我。母親染著一頭紅髮，個性活潑外向，一方面熱愛都市上流社會的夜生活，另一方面也在醫院與支持猶太人的團體擔任義工。她雇用護理師和女傭照顧我，還有後來出生的弟弟。當她發現我從希伯來學校逃學了好幾個星期，告訴我一定要把希伯來文學到參加成年禮（bar mitzvah）的程度，因為她不想失去舉行盛大派對的特權，她的人際圈都是這麼期待的。她在我小時候就明確告訴我，要我將來當醫生、教授，或是擁有高社經地位的專業人士，這些職業在知識領域的成就可以為家族財富的成功錦上添花。

母親很神經質又反覆無常。我從未懷疑她對我的愛，但同時也發現我無法在感情上信賴她。當同母異父的弟弟出生，我不確定她對我的關愛是否和對弟弟一樣多。我感覺她與其他家人認為我比較獨立，可以照顧好自己。我的繼父幾乎和母親一樣熱愛派對，他們的交友圈裡什麼三教九流都有，有時也會冒出一些不正經的角色。

母親有三個姊妹，外公顯然偏愛她，所以我們才會和外公、外婆同住。外公來自俄羅斯，是個堅決不信教的猶太人，他創建一家肥皂公司，生意興隆，累積了龐大的房地產資產。他的事業在一九三〇和一九四〇年代初期如日中天，到了第二次世界大戰後卻一落千丈。

我猜，外公在他那個年代是成功的典範，但是在二十一世紀邁入第二十年的今日，似乎顯得格格不入。他古板、疏離且專斷獨裁，拙於以言語表達情感，但是當我的不良行為被鄰居或商店老闆舉發時，他會挺身而出保護我、為我辯護。我還記得一個週六早上，那時哈西德猶太社群的精神象徵、盧巴維奇猶太拉比（Lubavitcher Rebbe）舒尼遜（Menachem Mendel Schneerson）[1]搬到我家隔壁，他拿走我正在玩的籃球，告訴我不要在安息日打球。後來是我外公把球拿回來，並且要我**每個**週六都到外面打球。他是整個家族的中心、忠誠的一家之長，扛起了幾乎攸關我們家經濟與社會安全的重責大任。我十分景仰外公，在他的羽翼保護下總是感到安全無虞，但感情上從未覺得與他親近。

相對於生活奢侈闊綽的母親，外婆是個思想老舊、教育程度低、迷信且日益偏執的女家長。她從未踏出家門，有時會對我喃喃低語，說我其實來自一個更富裕的家庭。她那神祕的呢喃聲讓我更疑惑心煩，無論我多麼努力問她，她就是頑固地拒絕解釋清楚。

這些老一輩的家人認為我是任性固執、天生就愛反抗權威的小男孩。根據家族傳說，我剛從產道出來時，臍帶緊緊套住了脖子，我臉色發青，喘不過氣來，這樣的叛逆性格從我一出生就烙在身上。在他們眼裡，我天生好鬥。老實說，我成長期間幾乎沒試過要他們改變對我的想法。

一九四三年，我兩歲，母親帶我逃到邁阿密，好阻止生父運用法律途徑強迫我們回去（顯然，佛羅里達州並不認可紐約州的婚姻法）。有一陣子，我們住家正對面是陸軍和海軍軍官招待所，好幾位軍人看上了我母親。我還記得自己哀怨又略帶幾分期待地問了每個人：「你是不是我爸？」也許這種失落感和渴望比起我出生時留下的任一種心理創傷，更促成了我強悍執拗的性格。無論如何，我因為行為太過頑劣，幼稚園老師忍無可忍，要母親把我從教室帶走。老師抱怨：「他做什麼都我行我素。」

短暫旅居佛羅里達期間，母親認識了後來成為我繼父的彼得・克萊曼（Peter Kleinman）。他打過職業籃球，風光一時，外型英俊、魅力四射又深獲眾人崇拜，我小時候也很崇拜他。但我長大後才明白，他在外公眼中，無論做生意或做他自己的律師業務都是個失敗者，而且外公這麼想是有道理的。我想，即便母親深愛她的新伴侶，也認同這個看法。我可以感受到繼父的愛與關心，我把他當成真正的父親，但我理解並接受他更愛我弟弟，也就是他的親生兒子。我十二歲時，彼得・克萊曼收養我，把我的名字從亞瑟・史皮爾（Arthur Spier）改成了亞瑟・克萊曼（Arthur Kleinman），我感覺如獲新生。

一九五八年外公去世，之後十年間繼父不再工作，和母親花光了她繼承的所有遺產。比起失去家庭經濟的保障，我對於父母不負責任，把家人（指我和弟弟）拋諸腦後，更是深感憤怒、羞愧，甚至恥辱。他們的所作所為與外公立下的典範背道而馳。

幼稚園老師並沒有完全誤解我。我記得一回我生氣地告訴母親我要離家出走時，發生了一段小插曲。我激動地衝出門外，但母親打開門時卻發現我就坐在台階上。我沒辦法繼續往外走，我解釋因為妳們不准我自己一個人走到對街。很明顯地，我與生俱來有某種本能，即使當時年紀還小，這種本能自然地給我的衝動踩煞車。我可能很難搞，但是知道有些規矩和法則非遵從不可。我不會無可救藥地蠢到去做些自討苦吃的事。童年時，這種基本認知一次次地讓我免於惹上麻煩，或至少幫我把麻煩控制在還能收拾的範圍。

回到布魯克林，我去四個街區外的公立學校上學。我們居住的皇冠高地（Crown Heights）大部分是猶太人，周邊被愛爾蘭社區和義大利社區包圍，那些公寓街區灰暗的磚牆，在一排排亮麗的獨棟房舍之間尤其顯眼。在街上，我們男孩玩棍球（Stickball）和拳球（Punchball）[2]、跟冰淇淋車買香草和巧克力冰淇淋、打彈珠、丟硬幣、看女生玩跳房子、偷偷抽菸或比賽誰最會打架。一九四〇年代和一九五〇年代初期，沒有人會費心隱藏種族歧視或反猶太主義的傾向。我經常在我們小小領地外的街上打架，因為我是猶太人，而且我絕不認輸，但是當時一定不只有這件事壓迫我，因為我也跟猶太男生打架。

一九四四年到一九五三年，我的街頭生活與家裡的舒適相比真是天差地別，家裡有廚師和管家，我幾乎不必做家事。這個家讓我感覺我一輩子都可以經濟無虞，家人會把我照顧得好好的——但這對於培養我的責任感和管理能力，算不上什麼好消息。

我從小就不把自己當回事，這點因為母親再婚又生了一個兒子，而更加惡化。我不在乎健康與否，我想這點和大多數小孩一樣，因此吃盡苦頭，牙齒不好、得了氣喘、長了黑色素瘤，還有其他大小毛病。

我的鄰居朋友出身於辛苦勞動的有色人種家庭，大多數人不如我家富裕。我和這些強悍的勞工階層孩子鬼混，本能地明白要想從霸凌和街頭鬥毆中存活下來，最好的辦法就是加入他們。我學會照顧自己，戲弄、騷擾和欺負其他孩子，只是為了找點樂子。我不只變得強悍，還很難搞。

不過，我打算離家出走時那個讓我去不了對街的同一種本能，也壓制住我對其他人最惡劣的行徑。某種程度上，這是基於自我保護的需要而開始出現的體認，也是人際關係中，情感與道德責任感的覺醒。大約十或十一歲時，我開始注意女孩，對一位女孩燃起了童年的單戀情愫，但是我不知道一般人是怎麼傳達心意的。我想，我一定有辦法靠自己就能心想事成。一天放學後，我們離開學校走回家時，我問她能不能幫她拿書，我從未想過會被拒絕，當她說「不要！」時，我衝動地抓起她的書就跑。過了幾秒，發現自己做了件丟人現眼的事，那時的我是個滿懷希望卻完全不知所措的愛慕者，所以又滿臉通紅、胸口發熱地把書還給她。

同樣在那個年紀，球場上有個比我大的男孩打算搶走我手中全新的籃球，我死不放手，他就抓著我的頭一再去撞籃網下的鐵桿。儘管鮮血直流，我抵死不在他和其他來看熱鬧的孩子面前哭，也不求他把球還我。我跑回家，自認尊嚴絲毫未損，只是在打鬥中受了傷。我不氣自己被欺負了，只一心想報仇，要他們知道不能看扁我，我可不會龜縮。我會反擊，我留心觀察和學習，但我真正學到的一點，就是每個惡霸都曉得的：要打架，就挑那些你能打倒而且羞辱得了的對手。

我憤世嫉俗地認知到，在井然有序、循規蹈矩的外表下，這個世界其實充滿了暴力，沒有絲毫正義和良善存在。與街區另一名凶悍男孩的打鬥中，我又學到殘酷的一課，也與「照護」扯不上關係。我們又抓又打了一分鐘，我用手臂圈住他的頭，全力勒緊，他開始大哭哀求我停手。我鬆手後，他反將我手臂扭到背後，壓住我脖子，壓得我喘不過氣來。我投降後，他嘲笑我，慶祝他的勝利。我花了很長一段時間才忘掉這次慘遭修理的慘痛教訓：面對敵人就要狠到底，絕不能手下留情。

然而，每隔一段時間，從自我防衛的盔甲縫隙間，就會有一絲光亮出現。我十一歲或十二歲的夏天，到紐約北部參加夏令營，加入一群凶悍的夏令營成員，去戲弄一個戴眼鏡的矮小男生，他不做運動，只是抱著一本書跑來跑去。對於我們的戲弄，他的反應令人意外——他告訴我們，他是很認真地想要學習知識——他是那麼熱情、成熟，又帶著一點輕微的自嘲式幽默，我對他產生了一點尊敬，甚至崇拜。他也很有愛心，當我被壘球打到頭，他跑過來看我有沒有受傷。我知道自己喜歡他和他所堅持的，那與我以往的經歷是如此不同。我除了模仿那些凶悍男孩粗魯的舉動，想不起來自己是否有過這種感覺。我記得自己思索著要怎麼變得像他一樣，但又不失去自我。這是我第一次發現自己有一部分根本毫無教養，或許是被我強硬的外殼給泯滅了。

不過即使是在生存不易的街頭，當其他社區的小孩、對手幫派裡年紀較大的孩子或警察之類的「外地人」來欺負你時，你偶爾也會覺得朋友是你的後盾。我記得有一次，大家聽說有高中生幫派要在學校附近公園裡來場大幹架。我很興奮，想去湊熱鬧，兩個朋友硬是不讓我去。他們堅稱要是我被扯上了，就算只是看熱鬧，也會惹上一身麻煩。還有一次，週六早上在附近電影院看早場電影時，有人在我和朋友座位後面幾排的地方開始打架，我離開座位想去看個究竟，一位同學突然一把抓住我的領子把我拉回來：「拜託，他們有刀。我們快走！」我們是不是可以說，這些好友和街頭死黨形成了具有照顧圈功能的社群網絡？如果當時我用這些字眼形容他們，一定會被恥笑一番。儘管外界瀰漫著冷漠與暴力的殘酷氣氛，我們之間仍存在一種牢固可靠的照顧雛型。我們共享一片小天地，我們明白這一點，而且學習如何彼此照應。

然而就在當時，在我們布魯克林的小角落裡，我突然一躍成為不容忽視的街頭狠角色。巡邏員警帶我加入警察運動聯盟的拳擊訓練計畫，以轉移我的攻擊傾向。比較麻煩的是，當地有個男人認為我有潛力，一天在人行道上向我走來，開玩笑地弄亂我的頭髮，說他注意到我了。不久，我在警察拘留所的報紙上發現他的照片，標題寫著他是個黑手黨老大。不管那只是單一偶發事件，或是有更大一群黑幫盯上了我們社區、我的朋友和任性妄為的我，外公和父母都認為該是時候把我弄出那圈子了。他們決定離開布魯克林，舉家搬到長島市郊。

在新學校，我燃起了強烈的學習課業動力。這是競爭激烈的環境，而現在的競爭是為了優異成績和獲獎表揚。同學們就像我一樣努力上進，拚命用功往上爬，沒有閒功夫同情別人或結交真心朋友。布魯克林凶悍的男孩們現在換成了新社區中野心勃勃的男孩們——還有女孩們。我也發現這裡開戰的規矩很不一樣。其實我第一天到新學校就捲入一場鬥毆，幾個惡霸擋住我的路，警告我別在教室裡愛現、耍小聰明，我把他們全撂倒了。我很驚訝，我大獲全勝非但沒有贏得其他同學的尊敬，反而把他們嚇壞了。

這些新事態加上其他好幾樣變化加在一起，將我的人生推往新方向。首先，我成了一個愛書若渴的讀者，受到幾位特別關愛我的老師指引，包括一位嬌小的年長女士邀我到她格林威治村的公寓，參加一場詩人和其他人的朗讀會，此外我還自學歷史與文學。我尤其深受個人敘事吸引，像是傳記、自傳、回憶錄和日誌，渴望了解一個人的出身背景如何影響真實的人生，歷史偶然事件又如何改變事物的走向。我早熟地迷上了杜斯妥也夫斯基[3]所謂的「人類心靈的火焰」[4]和由此引發的各地的不幸事件——可悲可嘆的是，革命往往被貪污腐敗及棄信背義所污染。這種不幸的結局在人類經驗中屢見不鮮，不但讓人背離原初追求正義的理想價值，使得社會問題更加惡化，更進一步把窮途末路的普羅大眾推入更悲慘的深淵。我過於年輕就吸收了太多知識，這對我影響深遠。我充實了自己青澀的靈魂，因而了解這世界欠缺的，是對一般人的照顧。艾倫・帕頓[5]（Alan Paton）的《哭吧，親愛的祖國》（*Cry, the Beloved Country*）、格雷安・葛林[6]（Graham Greene）的《權力與榮耀》（*The Power and the Glory*）和《事物的核心》（*The Heart of the Matter*）、喬治・歐威爾（George Orwell）[7]的《巴黎與倫敦的落魄記》（*Down and Out in Paris and London*）、《通往威根碼頭之路》（*The Road to Wigan Pier*）、《向加泰隆尼亞致敬》（*Homage to Catalonia*）、《動物農莊》（*Animal Farm*）及其他作品，對我來說，甚至比當時生活的年代更真實——那是墨守成規、一成不變的一九五〇年代。因為沒有電視、沒有社群媒體，我不認為整個週末沉浸在一本小說、遊記或社會歷史當中是多不尋常的事情。

其次，我對生活周遭的故事產生熱情持久的興趣。這興趣的出發點，當然是因為我對自己的身世非常困惑。我究竟是誰？我從外公和母親那裡聽來的故事片段，究竟是不是事實？這些故事拼湊起來的結果是什麼？既然家人嚴禁我追溯另一半的血脈，假使我沒弄清真相，又有什麼關係？在荒謬可笑的一九五〇年代，存在主義的影響開始變得顯著，我在青少年時期開始產生「我的身世真的有這麼重要嗎」的疑惑。如果世界是荒謬的，我的人生不就是另一個說明這個世界有多荒謬的例子嗎？後來，我把這一點視為《活出意義來》（Man's Search for Meaning）一書的核心要義，這本具重大影響力的著作是神經暨精神醫學者、猶太大屠殺（Holocaust）倖存者維克多·法蘭可（Viktor E. Frankl）所撰寫的：我們無法控制發生在自己身上的事情，但可以控制自己怎麼想，讓這些事情對我們的生命具有意義。

一九五〇年代，我對世界的認知也正在萌芽。當時我們還很富裕，但命運已經密謀要大舉消滅我們的財富，我們束手無策。新建的郊區使外公名下位於市中心的房地產投資大幅貶值。在公共廁所裡，液態皂取代了固態肥皂，導致家族的肥皂生意一落千丈。外公買下來當成最後防護網的曼哈坦市中心東區的方形街區，因為坦慕尼協會（Tammany Hall）[8]祭出國家徵收權而遭徵收。當時我們看不見這些歷史事件，生活經歷的不安憂慮掩蓋了它們，日常生活中接踵而來的倒楣事淹沒了它們。

對於他人的苦難，我學習當個熱心的傾聽者、敏銳的觀察者，去了解他們和他們的世界。當時我還不明白，但是開始直覺地以精神病學的基本原理來訓練自己。而且我天生就是個民族誌學者（ethnographer），儘管當時連「民族誌學者」這個名詞都沒聽過。我非常好奇人們怎麼過生活，在危急關頭如何將他們的經驗轉變為特定的意涵。這樣的好奇，把我從一個成天煩惱臉上面皰和黑痣的未成熟青少年，變成充滿探究精神、見聞廣博、以經驗導向理解人類處境的學生。我傾聽人們說話時，不只聽他們所說的，也聽出他們的情緒和心境。

所以那位嬌小的波希米亞中年女性，也就是我的老師，邀我到她格林威治村的公寓聆賞「垮掉的一代」（Beat Generation）[9]的詩作，向我吐露她酗酒，試遍了所有能弄到手的毒品，因為她沒辦法逃到歐洲追尋她的藝術夢，讓她覺得「殘殺了自己的人生」。我傾聽著，她的話銘刻在我心裡，但是我要怎麼明白話語背後的悲傷意涵呢？

我家的女傭哈蒂（Hatty）是位高大穩重的非裔黑人女性，從我四歲起就一直照顧我，我十五歲時，她告訴我，她陪伴我的每一天，都代表她那天不能陪伴自己的兒女。那是她第一次、也是唯一一次幫我收拾東西時沒有笑，而是感情失控、流下了憤怒的眼淚。儘管我自認一直真心敬愛她，但那是我第一次聽見她痛苦的語調，看穿她身為「我們家一員」的殘酷假象。

接著是發生在我鄰居身上的事：一位年輕美麗的已婚女子，她丈夫因為心臟病發作後遺症，接下來都得依賴輪椅。她要我聽她說話，讓她宣洩一下她的煩悶、悲傷和她丈夫的絕望。她不知道他們要怎麼熬過這晴天霹靂的苦難。為什麼她要告訴我這個十六歲青少年這些沉重的事實？也許她只能向我這樣的人傾訴，除了見證她的慘況，我不能提供她什麼，因為我能做的只有反映她的恐懼和感受她的絕望。經過六十年再回顧此事，她似乎在我身上找到了某種共鳴，這是關懷他人時必須付出的。顯然，和我同年紀的青少年裡，沒有人會像我一樣傾聽別人，只有較年長的人會這麼做，而且幾乎都是女性。

回想起來，當我還是青少年時，正是這些女性訓練我去傾聽、見證並安定地感受她們的處境。我領悟到她們個人的問題，其實也是我周遭許多人共有的社會弊病，一方面是從她們生活的歷史與文化發展而來，另一方面則源於她們獨特的生活方式。我被帶入一種截然不同的情緒感受和嶄新的精神層面關係，在這樣的關係中，關懷十分重要，表達認可與形塑意義的行動是一種付出與接受愛的方式。

這些年來，我所生活的這個重重設限、眼光短淺的世界——我居住的社區、我的家庭、家人的事業和他們對我的期待，讓我充滿壓抑。我再也無法忍受那些思想狹隘、自私自利、繞著賺錢（當然，我從沒試過要發大財）打轉，與真正重要的觀念和道德問題脫節的務實對話。確實，他們關心猶太人在世界上的困境，即使如此，那對我來說也不過是種族與排他性的利益考量，忽視了其他族群的社會正義，包括我們城市裡的弱勢族群。

我盡快逃出了那裡，首先到新英格蘭的塔夫茨大學（Tufts University），然後去西岸史丹福大學，後來進了醫學院。我在大學與專業學院的時期，正逢一段很特殊的年代：民權、反戰、女權運動快速成長，顛覆了長期以來被視為理所當然的價值觀，引進了社會與個人（像我就是）都需要全方位改變的觀念。我的同學開始在南方組織非裔美國人選民、發動反越戰運動、抗議父權制和男性沙文主義[10]，還創造出獨特藝術與情感的表現形式。

之後我明白，這是美國——不是中國，套用中國流行的話——正在經歷一場真正的「文化大革命」。凡事都可能，特別是在個人的轉變上。

身為一名初出茅廬的知識份子，我發現了阿爾貝・卡繆（Albert Camus）[11]，覺得他是可信賴的道德指標，他在那個時代掀起了一股影響甚鉅的風潮。我閱讀歐洲左翼的文學，當時它們仍然在對抗法西斯主義與通敵者的餘波，正尋找新的團結形式來支持貧困與邊緣階層。我從小說家與文學評論家麥爾坎・考利（Malcolm Cowley）[12]——他在歐洲記錄第一次世界大戰後美國作家「迷惘的一代」（lost generation）[13]——的作品中學到，他認為海明威[14]和費茲傑羅[15]等作家應被理解為誕生於一個無法掌控、卻又同時摧毀並救贖他們的時代。我把這些話記在筆記本中，但那時還沒準備好吸收他們的睿智。

我珍視的文學作品反映出逐漸成長的覺醒，有一天我會像莎士比亞筆下的哈爾王子（Prince Hal）一樣，從《亨利四世》（*Henry IV*）[16]裡的浪蕩子轉變為《亨利五世》（*Henry V*）[17]中英勇善戰的國王。我就像他一樣，儘管厭惡自己麻煩不斷的過去，但我會利用過去，創造更成功的未來。這也難怪我最喜愛的書裡有約瑟夫・康拉德（Joseph Conrad）[18]的《吉姆爺》（*Lord Jim*）和《勝利》（*Victory*）。兩本書都描繪主人翁早年缺乏勇氣和責任感去面對家鄉發生的危機，逃往沒有人認識他的遠方，打算重起爐灶。在新天地有番成就之後，主人翁再度面對危機，必須挺身對抗威脅他與他所愛一切的邪惡勢力。我並不厭惡故事主人翁那浪漫的人生際遇，反而從中獲得訊息，明白我也可以對我任性、欠缺思慮的童年做出補償，運用那些將我身心磨練得更堅強的事物，以一種截然不同的方式對這個世界有所貢獻。

回顧過去，我感覺那時我已經對未來的新生活有所預知。我讀了辛克萊．路易斯（Sinclair Lewis）[19]的《弓箭匠》（*Arrowsmith*）和艾克賽爾．慕特（Axel Munthe）[20]的《聖．米凱爾的故事》（*The Story of San Michele*），都是年輕醫生（其中一位甚至是精神科醫生）的故事，他們透過工作與愛情尋找生命的意義。之後，其他重要著作延續了這種對年輕生命及其道德發展轉變的興趣，尤其是湯瑪斯．曼[21]（Thomas Mann）的《布登勃洛克家族》（*Buddenbrooks*）和《魔山》（*The Magic Mountain*）。

就在同一時期，我深深著迷於加州大索爾（Big Sur）的絕世美景，感覺自己充分解放，領悟到我渴望被愛，也急需付出愛作為回報。我從未在迷霧繚繞、岩石遍佈的海灘、碧藍的海洋、廣大的紅樹林當中發現愛，但我確實遇見了其他探求者——和我一樣將追求愛情的喜悅與精神靈性的探索給混淆了的學生們。即使我發現這樣的混亂潛藏在許多同儕的探求過程中，我自己也一樣盲目地進行著徒勞無功的探索。我準備好要往新的人生方向前進，也就是將我對知識的渴求，與打算從事的醫學訓練實務加以結合。我在尋找人生中最重要的目標，而那必然是一段複雜難解卻充滿啟發的旅程。

愛情成為我長期的生活重心。從青少年時，我就一直抵抗日益增加的家族壓力，拒絕與有錢人家的猶太女孩交往，即使家人總是不斷把我介紹給她們。母親的朋友曾幫我安排一次約會，對方是一家大公司執行長的女兒，住在紐約第五大道的頂樓豪華公寓，她父親跟我說明買進畢卡索真跡的價格和現值，這幅畫似乎是客廳裡他唯一注意到的東西。我感覺他也是這麼打量我。我想跟自己喜歡的女孩交往，我的內在有股被愛的強烈需求，其中混合了一種日漸增長的感覺，我會愛上美麗、有教養又通曉人情的新教徒女子，同時可以離開令人厭煩的中上階層猶太社區。

我動身出發，無論在身體和精神上都脫離了那個社區，而且開始學習馬克思主義，以不一樣的觀點來思考這個世界。為了與工人們站在同一陣線——或是我自認如此——我找了份暑期打工，在紐約下水道工作。下水道是隱藏在市街底下黑暗潮濕的悲慘世界，是工程師與工人軍團的營生場所，地上世界既看不見也不知欣賞他們的存在。這裡也是險惡之地。我想，我的老闆就是集這社會弊害於一身的例子，頑固、不可信賴又貪腐，會嚴厲斥責我的工人同僚，這等於是變相鼓勵他們惡行惡狀，像是偷竊、偷懶翹班，並假裝自己加了班。

比爾・波特（Bill Burt），一位身材高大的白髮愛爾蘭男人，他讓我想起羅伯特・路易斯・史蒂文森（Robert Louis Stevenson）[22]筆下對史約翰（Long John Silver）[23]的描寫——「粗野、像個海盜」。他指導我如何適應下水道和糟糕的老闆，同時教我以更宏觀的視野看待生活。儘管這份可怕的工作有著重重限制，他巴不得早點退休就此解脫，但是對我來說，他就像個世俗的聖者，樂於助人，為弱勢族群挺身而出。他保護我，幫助我達到成為一名合格工人的標準。比爾是好人，是第一個我可以全然分享恐懼與抱負的人，也是第一個我感覺能在情感上信任的人，讓我可以接受一位長者向我分享智慧，並關懷我這個年輕學徒。

夏天在下水道的工作告一段落後，我到史丹福大學求學，那是我攻讀醫學院的第一年，發現難以忍受醫學訓練冗長乏味的基礎科學課程。為了宣洩我的憤慨，我寫給比爾一封雜亂又情緒化的信，說我想輟學，像他一樣當個藍領工人，也想在寫作方面一試身手。他以毫無標點和文法可言的粗俗方言回信給我，問我：「你想跟我一樣做牛做馬當粗工到死嗎？」他勸我不要放棄人生的機會，最後寫道：「孩子，如果你放棄當醫生，我會去打斷你的狗腿！」他令人振奮的回信立刻見效，讓我專注於求學之路，這位有如父親般的人物對我的關心，為我上了一課，我在這條路上耕耘多年後，才真正明白他的用意。

在醫學院最初幾年，兩次在國外的經驗讓我領悟到畢生想要探索的主題，也就是許多社會都曾經歷的苦難及其對脆弱個人的影響。一九六三年，我和同學們開心地到德國旅行，不多想自己的私事。當我抵達法國的阿爾薩斯，住進一個小村莊的一間小旅館，我沿著村莊外的運河漫步時，被一陣突如其來的暴風雨逼得躲進樹叢裡，最後走入一處隱密的墓地。在那裡，我發現一座多世代家庭的小紀念碑，所有家族成員死亡的日期都在戰爭期間。我回到旅館，用德文詢問櫃台人員——我應該用法文，但當時還不熟練。她對我大喊：「那是我的同胞，是德國人殺了他們一家人。」當時在美國還沒有什麼人注意到猶太人大屠殺，而我在德國時幾乎不曾想到或談論我是個猶太人，那時距離戰爭結束才過了十八年。當我第一次面對大屠殺的真相，至少在她眼裡，我是罪魁禍首。這段惱人的經驗突破了我自私的心防，我第一次真正感覺到，過去天之驕子般的生活保護我遠離了這世界勢不可擋的危機，我覺得我們有責任榮耀過去的歷史並見證人類的苦難。

第二次經驗則是這次經驗的延伸。對於自己視而不見及可能被當成罪魁禍首，讓我十分驚恐，於是那年夏天我直接前往以色列，去面對我的猶太人身分。到了當地，一個渾身魅力的基布茲社區（kibbutz）[24]領袖在一次大活動中，把我當成他的招募目標。他要我加入其他來自世界各地的猶太青年中，共同在沙漠中打造未來。我拒絕了。他那猶太復國主義式充滿狂熱的宣傳讓我對於這民族、國家與宗教的排外情結感到不舒服，我在分散各地、多元互異的猶太人世界中反而更自在。但是當時我尚未發覺，我的人生軌跡正緩緩地轉往一個會讓過去師長與朋友驚訝（如果不是震驚的話）的方向，包括比爾．波特和那個想拉我入夥的黑手黨老大。

這些早年經驗成為我詮釋生活與工作的試金石。之後，我成為醫生、丈夫、父親、作家和老師。也許因為我的精神病學訓練和臨床經驗，我依然在尋找童年與年輕時期的構成經驗，尤其是我自己的構成經驗。回顧那些年，我發現剛成年時並沒有學會照顧自己和別人，當時我很粗心大意，只希望受人照顧，我只改過自新了一部分，即使閱讀並撰寫關於照顧的文章，卻未付諸實行，不只對家人，在醫學專業上也是如此。

註釋

1 譯註：盧巴維奇教派源自猶太教哈西德教派（Hasidic）的一個分支，最初是十八世紀時在俄國城市盧巴維奇發起分裂運動，其運動領袖便是舒尼遜。

2 譯註：棍球和拳球都是類似棒球的早期街頭遊戲。

3 譯註：杜斯妥也夫斯基，俄國作家，代表作品包括《罪與罰》、《白癡》、《卡拉馬助夫兄弟們》等，其風格對二十世紀世界文壇產生了深遠影響。

4 譯註：「人類心靈的火焰」（fire in the mind of man）一詞源自俄國作家杜斯妥耶夫斯基的小說《群魔》（*The Possessed*）。

5 譯註：艾倫．帕頓，知名南非作家與社會運動家，《哭吧，親愛的祖國》為其小說代表作，以同情口吻描寫南非種族隔離制度下有色人種的生活。

6 譯註：格雷安．葛林，英國小說家、劇作家與評論家，作品兼具藝術與娛樂性，曾被稱為「當代最偉大的小說家」。他一生被提名諾貝爾文學獎多達二十一次，但從未獲獎。

7 譯註：喬治．歐威爾，英國左翼作家、新聞記者和社會評論家，擅長撰寫政治諷刺小說，代表作包括《一九八四》與《動物農莊》。

8 譯註：坦慕尼協會最初是美國全國性的愛國慈善團體，之後成為紐約的政治機構，因捲入操控選舉醜聞而受到爭議。

9 譯註：「垮掉的一代」是第二次世界大戰後在美國發起的一項文學運動，其理念包括拒絕流行價值觀、進行精神與宗教的探索、反物質主義，詳實描述人類現況、實驗迷幻藥與性解放。

10 譯註：當時是指極端的愛國主義，後來延伸至其他領域，比如「男性沙文主義」指的就是主張男性比女性優越的一種意識形態。

11 譯註：卡繆，法國小說家、哲學家、戲劇家、評論家，其成名代表作小說《異鄉人》（*L'Étranger*）傳達出人類間的疏離感及人生的荒謬性，他於一九五七年獲得諾貝爾文學獎。

12 譯註：麥爾坎·考利，美國文學評論家、翻譯家、小說家、詩人、編輯、歷史學家，最知名的代表作是詩集《藍色的朱尼厄塔》（*Blue Juniata*）。

13 譯註：指的是第一次世界大戰期間長大成人的世代。

14 譯註：海明威，美國「迷惘的一代」代表作家，作品中呈現出對人生、世界與社會的彷徨迷失，代表作包括《老人與海》（*The Old Man and the Sea*）、《戰地鐘聲》（*For Whom the Bell Tolls*）等小說。

15 譯註：費茲傑羅，美國小說家，經常被認為是二十世紀最偉大的美國作家之一，《大亨小傳》（*The Great Gatsby*）是其最知名代表作。

16 譯註：英國劇作家莎士比亞編寫的戲劇作品，描述歷史上英格蘭國王亨利四世與各王子和諸侯之間的交戰。

17 譯註：莎士比亞的戲劇作品，描述《亨利四世》中的亨利王子即位成為國王亨利五世之後，致力征服法國的故事。

18 譯註：康拉德，波蘭裔英國小說家，被譽為現代主義的先驅，代表作包括《黑暗之心》（*Heart of Darkness*）、《吉姆爺》、《勝利》等多部小說。

19 譯註：辛克萊·路易斯，美國小說家、短篇故事作家、劇作家，是第一位獲得諾貝爾文學獎的美國人，代表作包括《大街》（*Main Street*）、《巴比特》（*Babbitt*）等多部小說。

20 譯註：艾克賽爾·慕特，瑞典精神科醫生，著有自傳《聖·米凱爾的故事》，成為長年暢銷書。

21 譯註：湯瑪斯·曼，德國作家，一九二九年榮獲諾貝爾文學獎，代表作包括《布登勃洛克家族》、《魔山》等多部小說。

22 譯註：羅伯特·路易斯·史蒂文森，蘇格蘭小說家、詩人與旅遊作家，英國文學新浪漫主義的代表之一，最知名的作品是冒險小說《金銀島》（*Treasure Isand*）。

23 譯註：史約翰，《金銀島》中的主要反派角色，是海盜船長，也是廚師。

24 編註：基布茲社區是以色列一種常見的集體社區體制，傳統上以務農為主，現在則歷經轉型，兼事工業和高科技產業。

02 「照護」使命的召喚

比起家人對我的期待，我想一定有更多契機將我推向行醫之路。我家並不是什麼醫生世家，甚至社交圈裡連半個醫生也沒有，但確實有一位醫生在我年少時為我樹立典範，留給我非常好的印象。

佛瑞德瑞克．班（Dr. Frederick Ben）是嚴格卻又溫柔的家庭醫生，他會到我家治療我在兒童和青少年時期經常有的胸腔感染毛病。班醫生看起來完全就像個歐洲醫生，讓人感覺愉快的胖嘟嘟身形，留著短髮，鬍子經過細心修剪，眉毛濃密，慈祥卻銳利的眼睛上配著一副無框眼鏡。在他花俏的西裝外套和灰色的法蘭絨長褲上，總是飄散著菸草味。他說著一口腔調濃厚的英文，帶著母語德語中刻板的抑揚頓挫，有時他會把手揮過臉前、搖搖頭，然後改變話題，從冷靜的醫學評語轉到專屬他私人的睿智話語。我不記得班醫生常微笑，但我記得他敲敲我的胸口、經由聽診器仔細聽我肺部時，所傳達出的深厚關心、細心注意和真誠鼓勵。

有好幾次，班醫生夫婦邀請我去家裡喝茶吃蛋糕，他家還設有辦公室和診間。每次我去，他都會跟我分享過去的經驗，他很少提到他和家人從納粹德國移民到美國之前必須面對的反猶太主義，反而是告訴我令他難忘的臨床案例，然後渲染得像是醫學偵探故事一樣。在這些故事背後似乎都隱含著一個共通的主題，就是這些病例很不幸地都沒受到有效治療。畢竟，在距離現代不遠的一九五〇年代中期，對於嚴重疾病依然沒有十分有效可靠的治療技術，當時盤尼西林才剛開始普及於臨床治療上。對於所有青少年病患，他會開立紅色和藍色的藥丸。他經常這麼做，從來沒有解釋過這些藥丸是什麼，我和弟弟懷疑他是不是開安慰劑給我們。

我十五、六歲時，班醫生有意無意地鼓勵我踏上醫學生涯。最優先而且最重要地，他把醫學視為一種道德召喚，幫助那些需要幫助的人。儘管治療技術上的細節至關重要，但是班醫生更相信醫病關係是醫療實務的核心。有一次他告訴我，如果醫生贏得了病患完全的信任，就可以指導病患擺脫氣喘急性發作、減低痛風性關節炎的痛楚，甚至讓喪志的癌症病患採取行動接受治療。他認為這樣的神奇力量源自醫生本身具有說服力的存在，以及激發出病患內在生命力與自癒力的能力。

班醫生到這些家庭訪視的重要性讓我留下深刻印象。他解釋說，到家看診可以讓他觀察與病人和家人的私密居家環境。他很謹慎地不去誇大家庭訪問或醫病關係在治療過程中所扮演的重要性，但我明白，最重要的是，他肯定這些做法內含的人性價值。他對於醫學的理念，或者至少是它的潛力，對我造成了強烈影響。它呼應了我父母過度浪漫的想法：他們認為醫療不同於做生意、法律或是工程，因為醫學主要的功能是幫助人、讓世界變得更美好。隨著時間，我內化了這些價值，開始研讀醫學時，我於是對臨床工作抱著高度的理想。

* * *

當我開始直接接觸到病人時，我感受到「照護」對我的呼喚。我最早接觸到的病患之一，是一位在復健中心的七歲小女孩，她受到了大面積的嚴重燒燙傷。在我的書《談病說痛：在受苦經驗中看見療癒》（*The Illness Narratives: Suffering, Healing, And The Human Condition*）[1]當中，我回顧她每天要如何忍受疼痛萬分的清創治療，這種治療方式是將她放進旋流溫水浴池裡，利用渦流把讓她痛苦萬分的燒傷組織從傷口上剝除。無論對她或對治療團隊，包括當時處於醫療體系最底層的我而言，那都是撕心裂肺的痛楚。她因為疼痛而尖叫，恐懼更多的疼痛，她與醫生和護理師爭吵，哀求他們不要再傷害她了。我的工作是以醫學生的身分握著她的手，讓她保持冷靜，住院外科醫生才好繼續為她清理。那些大片燒傷傷口流著血，先是把池裡的水變成粉紅色，再轉變成濃烈的深紅色。

這名甜美、嬌弱的小女孩，她的臉毀容了，身上有著一道大傷疤，因為恐懼和痛苦大聲哭叫，她的哀號聲讓我痛苦糾結：「好痛！真的好痛！救我！救我！幫我叫他們停下來！不要碰我！」我拚了命要讓這位小病患把注意力從每日的苦難上轉移開。我問她關於她的家人、她的家庭生活、她的學校經驗、她的朋友或是嗜好，我想盡辦法要幫這位對我高度警戒的小女孩從心理上的痛苦中解脫，這麼一來外科醫生和護理師們才能做事。我自己幾乎難以承受她的折磨帶來的可怕體驗：她的尖叫、燒傷的皮膚、血紅的水、她每天與護理師為了皮膚的護理問題所發生的爭執。

我竭盡所能想讓她好受一點，努力協助醫療團隊，卻感到自己既無助又無能。接著有一天，我總算有所突破，那幾乎是個意外：我問她是怎麼忍受一天又一天這樣下去。這是第一次她不再尖叫，並且直接對我說話。她沒和外科醫生、護理師爭吵。但是現在，在已經真正建立起連結的此刻，她以較為平靜但仍然痛苦的聲音說：「別放手！不要走！」她抓緊我的手，告訴我她的痛苦：渦流帶來的尖銳刺痛、藥膏和繃帶讓她看起來慘不忍睹、病床讓她覺得安心，她渴望待在床上，即使她知道不可能。看著她、聽她說話，讓我心都碎了。她激發出我想安慰她的強烈渴望，但不是用一些陳腔濫調的希望來安撫她。不，她期待我全心全意地傾聽，同時像她對我一樣地對她坦誠，這麼一來，她就能勇氣十足地對我直言。毫無疑問地，我經常會搞錯狀況，但我陪著她一起承受那地獄般的煎熬，沒有任何孩子應該承受的苦。

從那天起，我們之間建立起了某種信任感，每一天，當她再次歷經那悲慘的治療過程，她緊握著我的手，對我直言不諱。我待在這個治療部門的期間，從這位小小燒傷病患對於照護的反應上，我看見自己帶來的積極效應，但是她對我的影響是無法言喻的。我從她身上學到的臨床真相，無論對我自己或是對我所接觸過的病患，都十分受用，那就是：

即使病患身在極度痛苦當中——或許正因為他們身在極度痛苦中——你依然可以與他們聊他們生活中最重要的事，他們會在對病痛與治療過程的反應中真情流露。這並不容易，但是你可以和他們建立出一種感情上與精神上互有共鳴的關係，這種關係會帶著醫生和病患（經常也包括他們的家人）一同來到照護的核心本質。

這類病人在學醫過程中帶給我許多領悟時刻，這些時刻點燃了我對未來終生志業的熱情。儘管這與上課的內容和教科書幾乎毫無關係，卻改變了我，並且讓我睜開雙眼，了解為什麼照護的重要性遠遠凌駕於單純的診斷和治療之上。照護相當於共有並見證伴隨著疾病與治療的疼痛與苦難、治癒與失望的切身體驗。

我也記得一位五官姣好、風韻猶存的年長白髮女性來到史丹佛醫院的診間。當她向我透露，她曾與一位剛從第一次世界大戰法國戰場上回來的士兵發生性關係而罹患梅毒時，害羞得滿臉通紅。當時，盤尼西林還沒出現，治療方式只有砷凡納明（Salvarsan），這是一種砷的化合物，對她的身體產生了嚴重的副作用：受損的肝臟使得她的皮膚變黃。因為皮膚變黃，她擔心疾病會損傷大腦，再加上誤解，她害怕自己會把梅毒傳染給其他人，從此不敢再和別人發生性關係。病況令她羞愧萬分，她不敢讓人發現，下定決心不結婚也不生孩子，她甚至擔心萬一家人發現她的處境會拒她於千里之外，因此遠離了家人。

我的責任只是把她的病歷交給主治醫生，一個滿臉通紅，看似總是醉醺醺的塔克修士（Friar Tuck）[2]的傢伙。他不懷好意地對我眨眨眼，說我剛聽到的關於化療「萬靈丹」（編按：指砷凡納明）的黑暗面，不過在醫學史裡佔了九牛一毛而已。

在那位女士悲傷的人生故事中，我依然感覺到她的羞愧與後悔。所以每週她回診治療肝臟與神經方面的問題時，我們聊很多她過去生活的點點滴滴，她曾經體驗過的那些失落，她相信自己一心一意保住的祕密毀了她的一生，其傷害甚至超過身體的病痛。我了解到，相較於針對症狀的種種治療，我們之間的會談對她更具有意義。她告訴我，我是第一個聽完她完整故事的人。我學會聽見在她一字一句背後的傷痛，體會到她不得不承擔這一切所需要的勇氣。我開始了解到，當我投身一段日常體驗中，透徹地加以感受，會如何打開生命與意義的窗。如果你用心傾聽，交談的語氣、聲調也會成為照護的一部分。當我對她說明，這是我們最後一次會談，因為接下來我就要轉到其他科了，她哭了，低聲對我說，我們的會談讓她感覺活著，身心更有力量。我發現意義本身就能療癒——我不需要接受指導，甚至沒有意識到自己正在做的就是治療的一種形式。從一開始的醫病互動、身體檢查、處理實驗室有所發現後的後續訪視、鑑別診斷和治療——所有步驟都能夠以這種形式進行，而具有治療的意義。病患就和醫生一樣，需要在醫病關係上投入。這堂醫病關係課程一直持續下去，並在我整個醫學生涯中證實是正確的。

* * *

就在我接受醫學訓練的這段期間，我從病患身上看到，貧窮是如何折磨人們直到崩潰。我出生於富裕家庭，成長期間從未煩惱過生活開銷，但是這不表示我對貧窮一無所知、欠缺概念。我讀過很多關於「黑色風暴事件」（Dust Bowl）[3]的報導，也聽過很多關於「經濟大恐慌」（Great Depression）[4]的傳聞，了解貧窮造成的影響有多嚴重。我在大學時期政治立場轉向左派，部分原因是我閱讀了革命社會主義學家的著作，讓我對於社會正義產生了熱情和理論上的理解。但是這部分的理解並不那麼具體踏實，直到我親眼見證貧窮對病患生活上的影響，以及他們在社會上遭受的種種。在聖塔．克拉拉谷郡立醫院（Santa Clara Valley County Hospital）的小兒科診療室裡，我遇見了墨西哥裔美國人的務農母親和她們營養不良的孩子，讓我忍不住義憤填膺。在如此富裕國家的富裕地區，怎麼會有父母買不起食物養育小孩呢？中產階級家庭的餐桌上有些食物甚至是他們種植的！小兒科醫生會針對寄生蟲病，以及孩童因免疫系統受損、經常暴露在汙染水源與高劑量殺蟲劑中所造成的感染症狀等，開立處方加以治療，但孩子真正需要的處方是食物和更安全的工作環境。醫師們也知道這一點，卻受限於專業上與制度上的法規而不可行。

在急診室裡，我與一些老人家交談，勞工階層的家人拋下他們，到美國其他地方尋求生機。這些老先生憔悴衰弱，每天只有少於一美元的生活費。他們負擔不起牙醫保險，口腔猶如一片廢墟。當時還沒有聯邦醫療保險（Medicare）和低收入醫療補助保險（Medicaid），這些保險要好幾年之後才會啟用，所以老人家們連最基本的健保費都負擔不起。他們身上出現了典型貧窮階層的慢性病症狀：肺結核、皮膚傷口感染變成大片膿瘡、未經治療的癌症；其中有個令我印象深刻的案例，病患臉上長了一顆潰爛的腫瘤，已經病入膏肓。

儘管他們健康狀況非常糟糕，他們殘破不堪的靈魂更令我驚心。我記得有位男士從來不正視或不願意看著我的眼睛，他喃喃訴說他很羞愧自己身體糟成這樣，同時想到自己花了小錢買便宜的酒大喝特喝，覺得自己「不夠格」像個正直的人被好好對待。直到現在，言猶在耳。當時他才快五十歲，看起來卻像是八十歲。

一位說西班牙語的農場工人抱怨脊椎痛，他解釋在田地工作時鋤頭太短，害他工作時沒辦法站直，也就沒辦法舒緩整天彎腰所導致的疼痛。他來診間想買些負擔得起的止痛藥。我實在是愚蠢，竟然請翻譯問他為什麼不辭職換一份工作呢？翻譯只是瞪著我，一句話也沒說，直到空氣中的沉默逼得我趕緊道歉。

這些經驗一直陪伴著我，如影隨形。我發現，醫學的社會面貌就和我的臨床知識一樣重要。在醫學院的臨床歲月，讓我培養出了對人類病痛苦難的體悟，並認識到在面對各式各樣的病痛苦難時，醫療照顧上的欠缺不足。

＊　＊　＊

醫學院第二年的夏天，在充滿衝擊的阿爾薩斯與以色列體驗的一年後，我輪到進入紐約大學知名的魯斯克復健醫療中心（Rusk Institute）的復健醫療科。在這裡，我可以觀察青少年與年輕男性進行針對脊椎損傷的復健，讓我驚訝的是，病患中很多人之所以進步是因為物理治療師，而不是醫生，醫生在這方面的貢獻微乎其微。物理治療師會指導行動極端不便的病患盡全力伸展動作的範圍限度。我常發現，即使是一點點的進步，也可以標示出自由行動並獨立完成工作，或放棄治療退縮到完全失功能和絕望，兩者間的差別。這些傑出的物理治療師會將成功的參數也列進訓練計畫中，這麼一來，哪怕是最微不足道的變化，都會成為確實的進展。即使面對挫折或失敗，他們仍會督促、支持、鼓勵病患，深入病患的私人空間並融入其中，鼓舞激勵絕望的病患，讓他們從灰心喪志中踏出一步，化消極為積極，即使非常困難，也全力以赴。

好些年後，我被指派帶領一組青少年與年輕成年人組成的團體治療，他們都因為意外事故導致了半身不遂或四肢癱瘓。他們處於行動不便的早期階段，無法獲得我在魯斯克所觀察到的高階復健服務。這些身障患者個個意志消沉，不過，我試著好言相勸，希望他們擺脫消極情緒，甚至天真地說服他們，很快地他們就會習慣身障，沮喪抑鬱或是自殺都不是理性的選擇。當然他們一點也不買帳，每個人都告訴我，既然已經沒辦法像以前一樣行動自如，乾脆自殺算了。每當回想起他們的怒火，都讓我感到些許羞愧。他們的怨懟讓我了解到，我永遠不可能理解他們的處境，因為我根本沒辦法分擔他們的痛苦。這是十分嚴酷的一課，我愚蠢地試著要把外來的關懷強加在接受照護的病患身上，而不是陪伴他們，和他們一起度過艱困的日常生活與忍受復健療程，與他們建立起內在的情感連結。

照護在道德上以及實務上的智慧在於，這份工作必須要由被照顧者深層的需要出發——他們的痛苦、煩惱與恐懼。照顧者必須努力走進病患存在之處，無論那個地方是多麼蕭然又絕望。病患知道自己並不孤單、並沒有被拋棄，而身為照顧人員的你，也必須勇於展現自己脆弱的一面，這表示，把希望當成正在進行中的一項工作，透過不斷調整治療方案來建立與重建，同時照護人員參與其中，承受病患的痛苦。

那段期間，我也學習與病患建立個人與情感連結的重要性，早期前往病患家中的訪診經驗，有助我深入感受關於病患的物質上與個人上的事物，這些事物讓每位病患的病苦與照護經驗都顯得獨一無二。

我第一次以這種方式訪診是到一位對巴比妥[5]上癮的年輕女性家中。我一開始是在醫院診間見到她，當時她只想拿藥而且不遵醫囑，所以醫院把她打發走——她是個有潛在嚴重問題的病患，但似乎毫無病識感。同事都認為不能相信她，她也沒有興趣改善自己的狀況。預防醫學教授認為我應該去她家看看，因為她跟醫院約診的紀錄實在太差了。

我開車到了東帕羅奧圖（East Palo Alto）的貧困地區，我之前甚至不知道這個地方，她住在一棟兩層樓破舊建築內的一間小公寓。看見她和三名孩子同住，讓我很驚訝，我不確定我想在這裡看到什麼，但是公寓內窗明几淨，一切都保持得不錯，孩子們的衣著看得出來是用心打扮的，他們開心地跑來跑去玩耍。這位病患很親切地歡迎我進屋，很輕鬆、沒有拘束地和我交談。很快地，我就弄清楚她的生活狀態：她在當地的中學工作，是個勤勞的清潔工，周末則到城裡富裕地區的人家去打掃整理房子。她離過兩次婚，孩子分別是讀幼稚園和小學二年級。她每天清醒時就是拚命工作，或是全心全意照顧孩子。她的巴比妥上癮問題源自於睡眠障礙。與其說她是個難搞或要求苛刻的病患，其實我在這個家見到的是一位非常親切的女性，更讓我印象深刻的是她是兼顧工作與家庭的好榜樣，不但獨立自主面對現實的經濟難題，同時可以扮演好母親的角色，照顧好孩子是她生命唯一的重點。看到她在診間和在家判若兩人，讓我大為訝異。從此之後，對於某些將個人與家庭視為健保系統負擔的臨床評量，我開始抱持懷疑態度，除非家訪也被列為評量方式之一，因為這些描述經常透露的是臨床醫師對病患生活條件背景狀況的偏見、誤解和盲目。

＊＊＊

現今絕大多數的美國醫學院，都沒有提供學生足夠的機會去觀察或參與居家醫療照護（以往，有少許醫學院提供這樣的選修課，比如史丹佛）。只有在病患家中，我們才能看見他們是如何生活、如何面對自己或他人的疾病，以及為什麼他們會為健保機構帶來「問題」。荷蘭的萊登大學（Leiden University）是全歐洲歷史最悠久的醫學院之一，他們建立了一套模式，將新生安置在罹患重疾的病人和家庭裡，教導學生如何臨床照護。學生們不會提供傳統的醫療照護，而是花上一週時間洗衣、掃地、煮飯，還有幫忙病患洗澡、穿衣、餵食和移動病患等基本的照護工作。這套課程的目標是讓學生能夠設身處地去認識，在家庭和人際網絡中，疾病是如何被經驗與處理，投入其中提供協助又會有什麼感受。當我受邀到萊登大學針對全校師生演講時，我與一些校友聊過，大家一致認為，這個經驗讓學生在居家照護上打下穩固的基礎，讓他們能夠更充實地準備好基礎照顧工作，而且針對病患的家庭、資源管道、照顧和需求等方面，能夠提出關鍵的問題。當然，有些學生發現這樣的經驗讓人十分難受，意識到自己適應不來如此緊密的人際連結與照護。在還是學生時就發現這點，尚有時間轉換跑道，總好過成為執業醫師後，面對臨床上的醫病親密性以及病患世界的現實面與生活需求時，才發現自己感到不安。

有時我在半夜醒來，腦中還留著恐怖噩夢的殘像。夢中出現許多不同的畫面，其中有一幅特殊畫面是來自我還是臨床實習新生的歲月。我們一小群學生被巴士載往一家破舊的州立醫院，進入一間擁擠的病房，但是我們立刻落荒而逃，那是一間安置罹患先天性畸形和嚴重認知障礙的年輕人的病房。我記得一名嚴重腦積水、頭部變得巨大無比的病患毫無反應地躺在一張大病床上；一名畸形小頭症的男性，身高和我一樣，頭部卻只有我的三分之一大小，微笑著拚命拍著手；一名男性因為脊椎變形，身體幾乎折彎成一半。他們一個個來到我面前，哭著要我幫他們。其他人大叫著，許多人半裸著，強烈的尿味和排泄物的臭味讓我作嘔。這場面太過驚駭，我們這些醫學生因此向州政府當局提出申訴，指控這類非人道的不當安置，既缺乏適當照顧，也沒在復健上投注任何心力，工作人員的行止簡直跟監獄警衛如出一轍，而不是醫療專業人員。這項申訴從未得到任何回應。在這次令人痛心的經驗過後，我們沒有得到任何說明解釋，老師之所以刻意安排我們目睹這片醫療地獄，目的大概是要以醫療照護最惡劣的一面，給我們一場震撼教育。

＊＊＊

很殘酷地，醫學院改變了我，如同也改變了其他滿懷抱負的醫生一樣。我愈來愈擅長從病患口中打探出病徵，做出更適切的診斷，採用更有效的治療方式。我學會使用醫療工具與器材：聽診器、眼底鏡、血壓計、反射槌等等。同時，我訓練自己的感官作為自然的診斷工具，學習觸診、讀取脈搏，讓自己變成活生生的測量儀，去判斷他人的痛苦、焦慮、憂鬱與其他許多主觀狀況。但是隨著訓練不斷進展，我忍不住感覺到，自己不再能感受到那股敬畏，也就是當我握著燒傷小病患的手、或是年長女士告訴我她一生毀於梅毒的故事時所體會到的。我明白，保持一定的專業距離，是身為醫生的一種生存技巧，對於長時間從事高度專業性的嚴苛臨床工作來說，十分受用。但是和病患之間保持距離，也會造成一種疏離，這樣的客體化既不必要也不恰當。以往我尚未投身醫學，可以不去面對內心深處對於照護的感受。而我所受的醫學教育，帶我來到人生的十字路口，這對我的價值信仰而言是一大危機。甚至當我成為一名真正的醫生、一名優秀的醫生，我依然產生了一股反抗心，要去對抗學醫過程所需的社會化經驗中包含的毀滅性力量。我不再與天生的本能對抗，我摒棄官僚作風的漠不關心、醫護人員的憤世嫉俗及自私自利。我不希望身為醫生的自己，把工作上的需要看得比病患的需求還重要。

最近，在一份比較第一年和最後一年醫學生的研究中顯示，遺憾地，我早年的直覺是正確的：從技術觀點來看，比起剛入學的醫學生，即將畢業的醫學生當然更擅長藉由問診做出正確的診斷，並且提供更適當的治療。但是令人驚訝的是，第一年的醫學生在面對病患病史的社會心理、情緒和人性觀點上，表現得更優秀。也就是說，在醫生訓練養成的許多過程中，有些不利、甚至是有害的東西，在他們的技術知識與能力不斷提升的同時，也侵蝕破壞了他們理解患者社會人際關係及生活方面種種問題的能力。半個世紀過去，我發現，這就是我在接受醫學教育時所起身對抗的事。

正如許多醫學生，我發現要選擇一項醫學專科並不容易。我曾想過進入外科，但一般醫療內科最吸引我，因為我可以專注照顧罹患慢性病的病患。這類照顧工作需要我們明白病患作為一個人的各種狀況，了解他們的周遭世界、生活方式與環境如何影響到疾病與治療方式，並協助他們管理自己的生活條件，這麼一來，即使能力上有所限制，生活還是過得下去，還能掌握自己的生命。我了解到，這對於他們能否活得心滿意足，有著舉足輕重的影響。我也對一項當時稱為「熱帶醫學」的科目深感興趣，也就是現在大家耳熟能詳的「全球衛生」。我到貧困地區推行衛生保健與疾病預防，是基於我對於貧窮疾病、社會醫療與社會正義的關心。我對精神醫學也深感興趣，視其為結合醫學工作與人文科學的途徑。但是在一九六〇年代，史丹佛醫學院是由學術研究人員，以及包括多名諾貝爾獎得主在內的基礎科學家所主導，他們認為臨床醫學領域缺乏明確的科學依據，我們這些學生需要先接受科學訓練，其次才是學習照護技能。

我開始思考能否將臨床醫療的實務技術、敘事技巧和個人歷史故事加以結合。我渴望藉由自己對於科學圈所謂的「軟性」人文社會科學概念所懷抱的熱情，與病患、他們的生活與社群之間建立起互信關係。我因此去選修了一門醫療人類學的課，這是一門探討社會因素在各種文化裡如何影響生活、健康與疾病的學問。但課堂所教的卻只令我感到困惑和挫折，因為他們不能透過社會理論與田野調查，有說服力地啟發臨床醫師與公共衛生從業人員的工作。

幾乎我在醫學院中所遇見的每個人，包括醫學史教授，都不認同這類跨學科研究，頂多是在有助於臨床醫師解決治療問題時，有些人不情不願地支持社會科學最實際的介入措施。但是我更感興趣的是：在更大的社會背景下重新思考醫療概念，也就是我們如何能更理解疾病與治療？不只是從人類個體的角度，而是當成貧窮、汙名與文化上的問題來看待？只有一位我的老師大衛・漢伯格（David Hamburg）完全同意我的想法，而他本身就是結合生物醫學與社會科學研究的典範——身為精神醫學系主任，他曾開發人類生物學研究計畫，並且與在非洲進行的黑猩猩行為研究共同合作。

漢伯格是傑出的知識分子典範，是我渴望達成的目標，並證明這是實際可行的。他成為我終生的導師，他教導我，只有應用生物社會學的架構，才足以適當地處理疾病與照護的問題。

＊＊＊

我的願景中另一個關鍵面向，幾乎沒有任何人認同。如果照護是基於照護人員與病患之間的深刻互動，我們難道不需要了解，在這關係中會影響任何一方的個人與社會因素嗎？在我接受醫學訓練的過程中，這一點是非常顯而易見的。

舉例來說，我見過一些墨西哥裔美籍病患，他們說西班牙文，很多醫生經常不懂他們在說什麼，就輕忽地診斷、提供治療。衛生保健專家們認同語言問題的存在，但是很少採取行動加以改善。更重要的是，在語言的背後，似乎還存在著故事的另一環節，包括文化與經驗的懸殊差異。舉個例子，我觀察過好幾位年長的義大利男性，他們因為吃下在聖塔．克魯茲山上採集來的野生香菇而食物中毒。他們說不小心把毒香菇誤認成珍貴美味的香菇，其中一位因為腎衰竭而命危，其他兩位因為及時就醫而保住性命。一位男性告訴住院醫生說，他迫不及待想回到樹林尋找那道珍饈。醫院人員聽了目瞪口呆，心想這名病患真是無知。事實上，他的價值判斷對醫院人員來說，好聽一點是荒唐無稽，難聽一點就是不負責任，竟然為了一嘗佳餚不惜冒生命危險，以他自己的說法，這則是一種浪漫之美，但是醫生們無法容忍這類在食物與美學上的文化差異。

一位年長的葡萄牙女性因為多重器官硬化末期而命在旦夕，卻在生命盡頭時顯得很快樂，這既不自然又違背常理，因此，院方為她進行了一次精神疾病評估，認定她面對死亡的反應與醫療團隊的反應之間有所落差，診斷她患有精神疾病。但是對我來說，這件事再明白也不過，她是喜悅自己就快要見到上帝了。在當地的退伍軍人醫院（Veterans Administration Hospital）中，我遇見兩位二戰老兵，夏天時在紐約州打高爾夫，才剛來到西岸過冬，他們抱怨慢性疼痛害他們沒辦法好好打球。門診工作人員暗笑他們只是在裝病或是患了疑病症[6]，認為他們並不是真的有什麼病痛，或者不值得大驚小怪。不過，很明顯地，這兩位男性的確在戰場上受過傷，而且被鑑定為身障人士。即使有所局限，他們仍建立起了彼此的同伴情誼與生活形式，希望藉由醫療系統治癒疼痛，追尋屬於自己的人生選擇。我們為什麼要嘲笑他們呢？我們為什麼不能治療他們的痛苦、提供復健呢？如果不當使用或濫用醫療保健服務造成了問題，為什麼我們不設法處理呢？對於他們的戰爭經驗、個人生活或是高爾夫與友誼在他們的人生中有何價值，我們一無所知。這是他們的失敗，還是我們的不足呢？回頭再看，以上這兩個例子似乎受到了曲解，但是當時，我對於這類醫療人員對這兩人的刻板印象與汙名化，感到非常生氣，他們身上帶著戰時留下的傷痛，不過是想在他們能夠活動的範圍內做些運動、追尋些快樂而已。

更多案例都牽涉到倫理問題與抉擇。為什麼同樣需要腎臟移植的患者，這個人等到了，那個人卻沒有呢？當時並沒有任何規則、指導方針或電腦演算法。我們的臨床工作中沒有任何一道正式程序，將病人的治療方式，或者是缺乏治療方式，當成醫療政策、倫理或社會正義中的議題來思考。

對我而言，在牽涉到未被承認或妥善處理的醫療過失的案例中，這些倫理爭議尤其令人不安。對於自己受到的醫療照護勇於提出質疑的病患家屬，通常面對的是同一道沉默的高牆。在婦產科，當婦女提出（我太太瓊安就如此希望）生產時不要無痛分娩，這麼一來她才能感受孩子出生的過程，或者提出採用某種特定的麻醉術之類的希望時，通常會被摒棄，這類要求通常會被當成一種干涉，患者並沒有選擇權可言。

醫病關係中存在著極為嚴重的失衡狀況，而且是有利於醫療專業人員。現代強調病患教育及參與權，而且在網路上就可找到現成的醫療建議，從這樣的觀點來看，一九六〇年代初期通用的醫療方式似乎已經落伍過時。專業主導、甚至是獨立的世界，已經一去不復返，只能用醫病關係新一套的約束力來取代。但是回到當時，我為這些問題絞盡腦汁，即使我對於該如何著手完全束手無策。我只是意識到一股深深的、幾乎是迫切的感覺，覺得社會理論、文化、心理，甚至是哲學，以某種角度而言，是醫療實務的基礎。我想討論該如何將這些要素與經驗納入系統框架之中。我想問的是，我們能否藉由將醫療保健與人類問題連結起來，因而也將診所與社區、家庭與社會連結起來呢？我希望能看看醫療實務上的田野研究，這能夠闡明醫療實務的文化層面，以及這些面向對於專業表現與健康成果所造成的影響。在臨床醫療領域，我沒有遇到其他人有意鑽研這些主題，讓我挫敗又失望。

事實上，我這份志趣經常遭到冷嘲熱諷，被斥為是臨床醫學中任何人都難以改善補救的難題，連多想都是浪費時間。當時我還沒有看出，這塊空缺將是我開創職涯的荒蕪之地。

就這段歷史而言，非常諷刺卻又發人深省的是，縱使到了今天，這塊原本是一片荒蕪的園地已有社會科學與醫學等專家進駐，且在醫學倫理和醫學人文這樣的新領域裡，專家已在數千篇論文和上百本書籍中發表了研究成果，但這片知識汪洋在臨床實踐和家庭照護上的應用依然十分有限，以致於即使是我在剛進醫學院時最初期的想法，到現在都還顯得切題而有用。

註釋

1　譯註：本書作者於一九八九年出版的作品，內容敘述當時他學習與治療慢性病二十年的臨床經驗。中文版由心靈工坊出版。

2　編註：塔克修士是羅賓漢（Robin Hood）故事中經常出現的一個角色。

3　譯註：「黑色風暴事件」是指一九三〇到一九三六年之間，北美洲遭遇一系列沙塵暴侵襲，造成美國嚴重農損，大批農民因此陷入貧困。

4　譯註：「經濟大恐慌」是一九二九年至一九三三年之間，全球性經濟大衰退，為世界各國帶來嚴重打擊，美國失業率甚至飆升到百分之二十五。

5　譯註：巴比妥是一種作用於中樞神經系統的鎮靜劑，長期使用會產生成癮性。

6　譯註：疑病症是一種精神疾病，患者會對自己的身體狀況作出不符實情的解釋，擔心自己罹患嚴重疾病。

03 與瓊安相遇

我與結褵四十六年的太太瓊安相遇，是從令我記憶深刻、又深具啟發性的夏季歐洲之旅回國後不久的事，當時就讀醫學院的我，正要從教室課程轉換至臨床實習。這種獨特的關係——這是一段長達五十年的愛情故事——比起任何人或是我在研究中或生活上所發生的一切，還要令我感到充實、滿足，之後更加速了我的情感與道德覺醒。

在初次相遇的慘事之後，我們居然還能繼續交往，至今我依然覺得非常神奇。我和瓊安的相遇完全是個意外，當時我們兩人正要前去觀賞校內放映的法國電影。她的外貌和舉止讓我想起當時最知名的電影巨星奧黛莉・赫本（Audrey Hepburn），我立刻就墜入愛河。從外表來看，我和她是南轅北轍：我來自布魯克林，一個好鬥、自我中心、冷淡、性格激烈的猶太拚命三郎，瓊安穩重、安靜、自信、和藹可親、包容力十足，在歐洲教育的薰陶下，加州格調的舒適自在與歐洲大陸文化薰陶出來的優雅渾然天成地在她身上體現。初次見面的晚上，我太不經心又過度反應的唐突舉動考驗了她的耐心——我邀她喝咖啡，接著忽然想起隔天有解剖學考試，立刻中斷約會，而我竟然還請她開車載我到解剖學大樓——眼看我就要搞砸了，但我很快就說服她再給我一次機會。

即使是得和家世比我更強大的追求者競爭，我依然不屈不撓堅持下去，之後瓊安和我了解到，儘管彼此的生活習慣、家庭背景有所差異，但那與我們在更深層次共享的理念——社會與道德價值、對知識的好奇與信仰，以及對對方的熱情，相較之下，那簡直是微不足道。在看完那場電影的一年之後，我們克服雙方家族的反對，結婚了。

* * *

要說與瓊安相遇徹底改造了我的人生，這還算是非常保留的說法。我們的中國和南亞的朋友們告訴我們，我和瓊安相遇是命中註定，她形塑了我的人生，她形塑了我這個人。和瓊安相遇前的二十四年，就像是遙遠年代，是我個人的史前時代。經過這將近半個世紀的婚姻，她的面孔成為我日常的真實風景。我將她內化得如此之深，深到瓊安去世之後，當我看見鏡中的我凝視著自己時，震驚不已。我是如此習慣於她的存在，瓊安的形象成為了我對自己的認知。

我記憶中的瓊安，是位美麗的女性，有教養、舉止優雅、溫暖，而且充滿愛心。瓊安在一九四〇到一九五〇年代期間，成長於帕羅奧圖的白人新教徒中產階級家庭，她拿到獎學金，畢業於柏克萊大學與瑞士日內瓦大學。那是美國女權運動正要起飛的年代，在那樣的年代，社會仍期待女性應該以相夫教子為重，就像其他同時代中受過教育的女性一樣，瓊安打破了社會規範，旅行海外、居住異鄉，她十分珍惜在那樣的生活經驗當中所帶給她的成熟的獨立感。瓊安曾在日內瓦留學多年，一九六三年回到帕羅奧圖，她認為那是轉換跑道的一年，希望多賺一些錢，再回到歐洲長住。然後，她遇見了我。我們結婚後，為了我的醫學訓練與田野研究，我們在城市與鄉村之間來回搬家，她則前往耶魯學習中文，在台北的故宮博物院學習中國藝術史，尤其是繪畫與書法；在西雅圖的華盛頓大學（University of Washington）取得中國古典文學碩士，成為哈佛大學已故的偉大漢學家方志彤的長期門生。當我遇見瓊安時，她正擔任史丹佛胡佛研究所（Stanford's Hoover Institute）知名的中國經濟學家吳元黎的研究助理。

瓊安帶領我認識她所發現並深感共鳴的中國美學和道德傳統，這些價值成為日後我們家庭道德觀基礎的一部分。中國的世界觀是以此時此地為中心，將道德與美學責任感融入了日常生活當中。想要過上幸福美滿的日子，你需要陶冶心性並培養好人際關係，讓你和你的生活天地變得更加具有人文素養。對於瓊安而言，這表示在我們生活全面向創造出美、智慧與愛，她透過慈愛、尊重、互惠，並真誠地與世界分享她獨一無二的自我，完成了這項願景。我要花上好幾十年才能明白，那樣的存在、醒覺和即時性，對於實踐照顧有多麼重要。

瓊安歐洲的一面也充滿感染力。她說著一口流利法語，甚至影響了她的英語腔調，所以許多人以為她是歐洲人。她結交最久的朋友是法國的家庭。她的廚藝高超，大部分是從法國食譜上學來的，而且她曾與一些有如她母親的年長法國女士們一起在廚房工作過。我經常發現，瓊安自己也相信，當她說法語並待在法國環境時，她的個性變得不一樣，機智和熱情使她更有活力、充滿想像力，感覺更自由了。我們收入不多，都是瓊安在管理，她勤儉持家，讓我們多年夏天得以前往巴黎或佛羅山一遊，她在當地有許多好友。她很少買衣服，不過會在左岸（Left Bank）服飾店的冬季和夏季拍賣會上買衣服，好趕上最新流行。當她不閱讀中國文學時，她會閱讀法國古典文學，尤其是夏多布里昂（Chateaubriand）和蒙田（Montaigne）等偉大散文家的作品，還有巴爾札克（Balzac）、左拉（Zora）、普魯斯特（Proust）等小說家的作品。龍蒿粉紅醬燉雞（Poulet à l'estragon）是我們家晚餐餐桌上的招牌菜，還有她的美法綜合甜點反轉蘋果塔（tarte Tatin）也很美味。我們在巴黎時，會走上一個鐘頭左右，就為了找到一家有意思又不昂貴的餐廳。

在養育小孩方面，她著重同時學習中國和法國的語言與文化。在法國傳統中，她非常欣賞法國的風格、品質，以及在生活中雕塑優雅的認真態度。我認為她的標準發音和對於大多數事物的精準要求，來自於她在法國的經驗。她輕輕鬆鬆地就吸收了這些價值觀，一點也沒有強加或造作的模樣。要說明瓊安是如何將這多樣元素融合於一身，「自然而然」是最恰當的詞彙。

＊＊＊

瓊安一手照料我們的婚姻、家庭的美學、信仰和道德等面向。她慈愛、優雅，總是面帶微笑，是那麼真實又輕描淡寫，對於孩子和我而言，那正是真誠與善良的典範。儘管瓊安非常重視道德價值，卻不是說教者，而且對於那些道德說教者抱持著十足的質疑態度。她相信神是世界的一種力量，但是不相信制度化的宗教和神學。她經常閱讀《聖經》，對多元多變的宇宙的神禱告，並且喜愛各式各樣的宗教故事。她為人處世的核心是那些嘉言善舉，這對於在她所生活的現實世界中的人們而言非常重要。這些嘉言善舉讓世界變得聖潔偉大。

瓊安對於我們每天的日常活動，從平凡的周間晚餐到家庭度假與朋友們的派對，她考慮得很周到，而且注意細節。她明白只要加幾根蠟燭，就可以把日常晚餐變成一場慶祝或盛事，她鼓勵我們帶著活力、深入談話，她舉辦經典作品朗讀會，要求我們以個人風格、充滿情感地朗讀自己的部分。無論我們是去參加坦格爾伍德音樂節（Tanglewood Music Festival）[1]，或是去州立公園野餐，瓊安都會做出色香味俱全的食物——烤雞或米飯沙拉、烤肋排、反轉蘋果塔、風味特殊的乳酪、上好紅酒，配上給孩子們喝的檸檬汁或氣泡水，在中國式竹蓆上鋪上普羅旺斯風的桌巾，再搭上餐巾，還有家裡最好的餐具和真材實料的餐盤。瓊安的家境並不富裕，在我們婚姻生活早期，經濟經常是捉襟見肘，得要很用心、自律才能有餘裕如此享受。這段訊息正如三餐般事關重大，只要有方法，就可以讓生活更美好，達至更有修養、更具意義的境界。瓊安是手藝精湛的大師，生活就是她的創作媒介。

瓊安的生活處處呈現出和諧與平衡。她自在悠游於中國書畫、嫻熟的園藝、中法料理、全心奉獻的孩子教養等各個層面，同時還會挪出時間慶祝與滋養我們兩的親密關係。她帶著我們一家到鄉間漫步、教導我們如何認識樹木並感受它們靈魂的存在，和我們一起運動。瓊安所做的一切，都讓我們一家人變得更親近。就算是我家那隻不聽話的大狗鹹鹹（Salty），也會因為瓊安的出現而變得溫柔乖巧。

我記得一段小故事，不只可以說明瓊安多有同情心和勇氣，還能證明她有著鋼鐵般的堅強意志。當我在耶魯紐黑文醫院（Yale New Haven Hospital）擔任內科實習生——這一整年（一九六七年六月至一九六八年六月），我每隔一周就得有一次連續三十六小時待在醫院裡——我的一名實習同事生病了，我不得不連續五晚待在醫院裡。在那段非常艱難的日子，有天晚上瓊安打電話給我，告訴我當時七個月大的兒子彼得發燒高達華氏一〇七度（約攝氏四十二度）。她打電話給小兒科醫生，醫生告訴她彼得可能是感染了德國麻疹，但他太忙了沒辦法到家裡。我對醫院和小兒科醫生非常生氣，但也沒辦法離開醫院，我必須對性命垂危的病患負責。瓊安讓彼得冰敷，他的體溫終於降了下來。在整個過程中，她始終保持冷靜，警醒著，而且極有效率，我則是滿懷恐懼、憤怒和罪惡感。

同樣是實習那年，我經歷了一場個人的無聲危機。我開始感到心力耗竭。在需要輪班的夜晚，瓊安會在我在家的時候，細心準備、料理一桌美味晚餐，但我經常無視她的存在，甚至不吃飯，而是自己一人閱讀一些醫學以外的書籍，好讓心智保持活躍。她發現我是這麼強烈地投注於追求知識的熱情上，便順著我自私的慾望，支持我的需求。經過了許多年，我才懂得報答她。但是當我支持她學習語言與歷史時，我的付出萬萬不及她為我做的一切，我讓她失望，自己也內疚不已。

一九七六年，我們搬到西雅圖，我在華盛頓大學得到終身職，也是那一年我繼父去世，母親變得無依無靠。瓊安建議我們邀她離開紐約來和我們同住，她相信孩子們需要祖母陪在身邊。我有些猶豫，我和我媽之間已經疏遠，我害怕她會成為累贅，甚至會造成我們家庭不和。但是瓊安堅持，所以我邀請她搬來。在瓊安與孩子們的鼓勵下，我媽勇敢地搬來西雅圖，一座她從未曾造訪過的城市。瓊安幫她找到了絕佳的居住地點，而且努力製造機會讓她與孫子建立起非常親密的關係，在這之前，他們彼此之間十分疏離。我媽與瓊安變成了非常好的朋友，我和我媽則發展出更單純、更自在的關係，這是前所未有的事。對我媽而言，她有機會以祖母的身分重新開始，這激發出她內在的力量與睿智。這段新生的關係改變了她的人生，主要為我們的生活帶來了許多貢獻。如果不是瓊安，這一切都不可能發生。

＊＊＊

在西雅圖生活的那六年，直到我們回到劍橋後，我的健康狀態不斷惡化。我得了鼻竇炎、氣喘、高血壓和痛風。毫無疑問地，大多數的毛病是我自作自受。我有時候密集工作接近瘋狂，幾乎沒有睡覺，有時候則嚴重昏睡、臥床不起、全身毛病而且非常疲累。瓊安很神奇地總是保持超健康狀態，把我當成另一個孩子來照顧。

一九八〇年出現了轉捩點，我們在中國湖南省省會長沙住了五個月——我們是一九四九年以來第一批在當地居住的美國人。那是個酷熱的夏天，空氣潮濕沉悶，而且白天氣溫高達攝氏四十三度。在我們居住的教職員宿舍裡，第一個月只有兩把小電扇，水壓很低，只能泡在幾吋深的溫水裡。我們全長了痱子，就和中國同事一樣，他們有時睡在外頭，希望感受到一絲從河流吹來的微風。儘管生活環境很艱困，我下定決心要完成針對一百名病患所進行的研究，他們都是文化大革命的受害者，罹患了神經衰弱（neurasthenia）的症狀——疲勞、疼痛、頭昏、憂鬱和意志消沉。這項研究要求非常嚴苛，但我會因為把有關憂鬱症的現代化觀念與治療方法引進中國，而在中國精神病學上留名（在美國也一樣，我對於「政治創傷與文化和精神醫學的關係」的研究也會留下成績）。夏天結束後，因為學校開學了，瓊安帶著孩子們回到美國，我還得再待一個月完成剩下的十五名案例的研究工作。

一個人之後，我開始腹瀉，還有其他令人難受的毛病，加上氣喘病情嚴重，整體狀況十分糟糕。我在那幾個禮拜就掉了五分之一的體重，也對自己的健康失去信心，但我依然堅持非得完成這次研究不可。我的中國朋友很擔心我會捱不過去。當我回到西雅圖，瓊安和孩子們差點認不得我。我花了好幾個月才復原，瓊安全心全意照顧我這個滿目瘡痍的人，是她帶著我度過難關。

一年之後，一天，我從噩夢完全的恐慌中醒過來，我滿臉汗如雨下，心臟狂跳，幾乎喘不過氣來。是瓊安再度拉我一把，她讓我冷靜下來，聽我描述剛才的噩夢：我身上裝著馬具，拉著一部沉重的馬車飛越天空。車夫鞭打著我，要我跑得更快更快，最後我停下來，大叫我沒辦法跑得更快了。我喘不過氣而且怒火中燒，我回過頭面對冷血的車夫，震驚地看見那握著韁繩和鞭子的男人，居然是我自己。正當瓊安和我試圖搞清楚我的夢魘是怎麼回事，我氣喘發作，無助地拚命吸氣。我記得我崩潰啜泣。「我需要妳、我需要妳、我現在需要妳。」我喘著氣說，瓊安竭盡所能地照顧我，緩慢地，幾乎是無法覺察地，花了好幾個月的時間重建我的自信。當我開始這段漫長而緩慢地自我重建過程時，我們在一起、心意相通、目標一致、彼此相愛。或許這是第一次，我想要照顧好自己的身體與靈魂。我身心受創，沒有辦法獨自熬過那段時間。因為我完完全全地信任瓊安，所以可以徹底地放任自己變得脆弱。她救了我，就是這麼簡單。

婚姻早期，偶爾我會發現瓊安無聲地哭泣。她告訴我，她有時會感到深深的悲傷，感覺自己從未和母親建立親密的連結。這塊在人生經驗中的空缺，激勵她與孩子、我還有婆婆——她總是叫她「媽」——建立起最密切的關係。我媽以慈愛來回報她，告訴我和其他人說，瓊安是她從未有過的女兒，而她一直想要這樣的女兒。

＊＊＊

就像其他夫婦一樣，我們也有過感情不好的時候，在很多方面我們就像「陰」與「陽」，有著完全相反的面向。通常是我造成了這些感情的缺口：當孩子還小時，我經常不在家；當瓊安攻讀研究所與照顧家庭兩頭燒時，我沒有提供足夠的支持；當我全神貫注投入工作中時，就像她說的一樣，我變得死板、粗心、無趣。我知道她對我很不耐煩，因為在那些情況下，她會刻意叫我「亞瑟．麥克」（Arthur Michael），而不是平常的「亞瑟」。當她真的生氣時，反應會很激烈，但是以沉默來表現。她會狠狠地盯著我的雙眼——沒有微笑、沒有溫柔、沒有話語。有兩次，她伸手拿下我的眼鏡，不說一句話，就用手慢慢地把眼鏡擠壓變形。這些不愉快的經驗，我們兩人都記得，但除了幾次例外，大多轉瞬即逝，不過是我們人生之河中的一小段落罷了。

瓊安為我和孩子們，彼得和安妮，打造了一個特別的世界，我們身處金黃色的溫暖氛圍與教養環境中，覺得理所當然，未能感受到這一切的美好，其他家人、朋友、同事和學生也都這麼以為。後來我們才了解，是瓊安為我們打造出這樣令人穩定安心的基礎，即使是瓊安去世之後，這個基礎依然撐起我們長遠的未來。她不言而喻的為我們上了一堂課，這個特別的世界不會理所當然地存在，必須每天用心琢磨。

在我們合作進行中國研究的初期，瓊安為學生與同事們設定了一套模式：我負責監督管理所有學術人員，她負責維護我們與學術人員之間的溝通與人際關係，她認為這項工作就如同學術工作一樣關鍵，學術事務很古板、缺乏靈活，在我三十幾歲到四十幾歲時，對於直接和我接觸的學生們來說，我並不好相處。許多人很遲疑，有些人就退縮了，他們真的很怕我。他們寧願透過瓊安來跟我溝通，瓊安會為他們發聲。就連同事，特別是中國和歐洲的同事，早年時也都覺得與瓊安交談要自在許多，尤其是談到一些我們在研究當中產生的爭議。她比較溫柔、情感開放，中文和法文也都比我流利，同事們感覺她更能了解他們。

瓊安關注的優先順序是人際關係，並考慮到人際之間的情感與道德影響。我們的同事與學生都認識到這一點，對她表現出最溫柔的一面。他們或許把我視為導師與知識上的諮詢對象，但在瓊安身上，他們看到的是人性、仁慈。中國人把瓊安這樣的特質叫做「仁」，中國朋友談到瓊安時，總是說她很懂得創造並維持「人情關係」，也就是耕耘人與人之間的道德關係（moral relationships）。我完全理解他們為什麼會從瓊安身上看出這一點，因為我也看出來了，儘管我得承認，他們對我的看法和對瓊安不太一樣。我明白這項殊榮歸她所有，因為她對人的正向感召，遠超出這學術環境的影響。我在期刊與講台上展現知識，瓊安的睿智則在生活中無所不在。

＊＊＊

瓊安擁有的友誼遍及全球，她在柏克萊、日內瓦，以及之後在史丹佛、華盛頓大學所認識的瑞典、法國、瑞士和中國女性，都歡迎瓊安參與她們的家庭生活，漸漸地，這些友誼把我也納入其中，其中兩個朋友還接納了我的孩子和孫子。在瓊安臨終前的日子，多位親密朋友都來到她身邊陪伴她。

在長久而密切的書信與電話往來，瓊安會在這些家庭經歷重要階段時致上心意——婚禮、新成員誕生、找到新工作，也有危機與家人逝世時刻。在FaceTime、社群媒體、Skype出現的數十年前，相互扶持的情誼是我們不可或缺的網路，我們因而緊密聯繫著。瓊安和朋友交換禮物、經常拜訪他們，在朋友真的需要她時，她會盡可能到場。透過這些事，她維持並深化了彼此的連結。

不只如此，即使是與同事、鄰居、附近店家，還有她雇來修理房子大小毛病的電工、水管工和修理師傅等人的日常接觸，瓊安都對他們有一定影響力，和他們建立起信賴與默契。從暴躁的油漆老師傅、幫忙清掃家裡的巴西移工（可能是地下不合法的），到超市結帳櫃檯疲憊的年長女收銀員，我都能聽到他們對她的敬愛，以及她如何關心每個人的狀況。她不只是對他們微笑、記住他們的名字而已，而是把他們當成一回事，了解他們是誰、生活正面臨什麼難題。瓊安經常傾聽、幫忙翻譯政府文件，代表他們打電話給銀行、保險公司或政府機關，安撫他們的憤怒情緒。因此有許多我幾乎不認識的人，來參加她的追思會。

經過這些年，我向瓊安學習到要重建我在學術界的人際關係，以及我待人接物的方式。我發現，一個溫暖的微笑、一聲親切的招呼和一句真心的感謝，就是表達對他人的認同，明白地確認對方是誰，以及我是誰。即使當別人對我有所誤解，我也不會遮掩我的弱點，而是大方地公開我的生活點滴。我學到關於生活的重要事，就和我早年學到關於醫學實踐的：傾聽；我學到如何回應對他人而言的重要事。我相信，只要在為人處事上簡單的改變，就能讓我更有人性、更有同理心、更容易親近。雖然學會了，當這些作風成為習慣之後，我煥然一新。我感覺自己卸下了自我保護的盔甲，以及壓得我喘不過氣的傲慢野心。我感覺到內在的靈魂散發出光亮，讓我處在那些緊張關係時變得更加快樂、鬆弛了我身上的緊繃。當然，我的診療工作隨著年紀增長變得更加得心應手，養育孩子和指導學生的經驗是促使我成長的因子，但是現在我明白，我學習鉅細靡遺地維護這些人際關係，其實是在學習照顧好自己。之前我的身體狀況失調，瓊安是為我帶來最多改變的人，她讓我變得柔軟，同時為我開啟了新的方向，讓我做真正的我，她是我如何過好生活的內心深處的典範。

這幾十年來，瓊安．克萊曼慢慢地、漸進地療癒了我。她訓練我如何照顧自己、如何細心體貼、如何付出關懷。她在我身上造成的轉變，是浩瀚無垠又涵容所有的幸福。我感到家庭生活幸福美滿，這樣的時光是如此令人喜悅，我們展望未來，心中充滿了期待。

這樣嶄新的生活方式，也影響了我的學術工作與專業領域。我的研究重心，從病理與治療的認知觀點，轉向疼痛與失能在生活經驗中的情緒與道德層面。現在對我而言，在主觀與脈絡上更完整詮釋的個人歷史背景，比起那些貧困與疾病的量化統計更加重要。我早期著作中相關衛生保健文化系統的新模型與新定義，如今則被故事情境所取代：病患與治療人員如何敘說疾病。我的寫作方式也隨之發生變化，我放棄那些死板沉重的學術用語，更自由、更具情感地描寫現實生活。一位眼光敏銳的外國評論家將我的作品奉為陰性化書寫的典範。久而久之，我的教書方式也變得不再那麼技術性，而是更具有生命力。我開發了新的課程，而且刻意為這些課程取了既冗長又發人深省的名稱，比如「傳記、民族誌、小說、電影和心理治療：在社會情境下了解人的深層方法」、「深度中國：情感與道德的個人」。之後我還與大衛・卡拉斯科（David Carrasco）[2]、麥克・普埃特（Michael Puett）[3]和史蒂芬妮・保賽爾（Stephanie Paulsell）[4]合作教授「探求智慧：生活藝術中的宗教、道德與美學體驗」。這些課程取代了在醫療人類學、文化精神醫學、全球心理健康與社會醫療等特定主題中那些名稱枯燥又學術的課程。我們的方向很明確，將專業的技術性知識改變為更具普遍性的人文知識，將抽象的概念改變為真實民眾的道德經驗，以及對他們而言最重要的事。

瓊安在這些研究計畫當中扮演了正式的角色，部分原因是這樣我們可以更常在一起，但是她的參與，將憂鬱症與特定病症的診斷與治療的研究，轉變成在家庭、社群和社會整體的廣泛情境下，研究痛苦、疲勞與意志消沉的經驗。她堅持對研究結果的道德詮釋，會闡明研究本身存在的意義。

＊＊＊

即使是我的臨床教學也產生了變化。臨床查房原本稱為精神醫學諮詢查房，或是臨床醫療人類學查房，如今改為道德、文化與心理社會查房，或是簡單叫做克萊曼查房。克萊曼查房中包含了我將醫療實務人性化的所有心血。我與莎菈・克克莉（Sarah Coakley）[5]共同教授宗教與醫療的相關課程，之後並與大衛・瓊斯（David Jones）[6]和凱倫・桑柏（Karen Thornber）[7]教授醫療人文方面的學科。

我在七〇年代後期和八〇年代，不再以藥物治療為臨床實務的重心，而是更偏向心理治療，運用的是我個人獨創，建基於民族誌方法的心理治療。我的關懷從較為正統的人生早期階段衝突的詮釋，及其對病患目前症狀所產生的影響，轉而取向變得比較寬鬆，並且重新聚焦於病患日常生活中面臨最迫切問題的共識上，我不再把診斷與治療看成醫療實務上的目標，而是在了解與修復一段深刻的生命過程中必要的第一步。在我改變研究路線時，精神科醫生正轉向投入神經科學領域，因此對於當時的醫生而言，我的研究顯得就像是過時的炒冷飯，或是在預告新時代的到來。在新時代中，精神科也就代表了高品質的照護。

我可以和病患一起在他們的經驗中探討照護的意義，並尋找智慧之源從何而來，這對於他們及我自己的生活都會有所幫助。我和病患之間的關係變得更加互惠與平等。我們一同投入其中，共同承擔風險，欣賞不完整、記憶的片段及生命的破碎感，這些都是療癒發生的先決條件。當我自己成為一名家庭照顧者後不久，最後這一點尤其變得十分清晰明確。

就在同時，轉變正在發生。我有一位病患是海灣漁港的小報作家。他有酗酒問題，還有慢性憂鬱症，婚姻觸礁，但是最為讓他絕望的，是他感覺自己永遠都得為這份沒人看的小報寫作，無法脫身，因而自信潰堤。他相信自己有精彩絕倫的故事可寫，這些故事可以讓他揚名立萬、功成名就。他所需要的只是提振精神、專心致志，就能將這些故事從自己脆弱的心靈中汲取出來，在發行量更大的刊物與報紙上出版，吸引到大批讀者閱讀這些值得受到青睞的故事。這位患者是一名高大、蓄鬍的英俊男子，年紀大約與我相仿，喝酒時自信十足，清醒時卻感到絕望無助，情緒就在這兩頭擺盪著。我可以徹底改變他的憂鬱症狀，至少一段時間，幫助他控制自己的酗酒行為。對過去的我來說，做到這樣就夠了，已經算是滿足我對精神科醫師該做什麼的理解。但我向他傳達了我與他之間的夥伴情誼，身為一名作家，我也有著相同的期許與志向，事實上我也歷經過同樣的懊悔，未能發表過足以讓我更加成名的鉅作。於是我們一同探討共有的困境。後來我們家橫跨全國遷居，使得治療提早結束，我因此無法得知，我們共同探討這些問題之後是否帶來更好的結果。但是作為一名照顧者，對於分享我們經歷過的磨難，我感到更加自在與樂觀，並從我們都能夠想像的範圍內，嘗試發掘出其中的正面意義，這一點則是項更大的存在命題。直到這個輪廓鮮明的案例在我記憶中漸漸模糊的許久之後，我才明白自己從意識到身負創傷的醫者（wounded healer）這個身分中獲益甚大。

我也開始緩慢而漸進地學會對我的學生更加開放、更有反應。在我早年的工作生涯中，研究生和醫學生最受到我的青睞，但是現在我比較關心大學生，視他們為教學上的首要對象。我感覺教導這些更年輕的學生時，我可以更輕易、廣泛地探討那些對我而言最重要的議題，我希望這些議題對他們也是最重要的。事實上，唯有透過教課，才能讓我釐清這些議題——為了教學，我必須組織和辨明那些讓我絞盡腦汁的想法。我發現它們與我曾寫下的觀念十分雷同：我靈魂的緩慢轉變。這是我所希望探討與形塑的經驗——痛苦、受傷與受難的經驗，以及這些經驗在接受治療與照護中所產生的改善——以及做為一名醫者與作者，我要如何處理這些議題。在我的觀察當中，經驗結合了社會與個人狀態，因此苦難既是社會的也是心理的，最有效的介入方式也需要雙管齊下。同時，我希望可以從內在探討醫護人員的經驗。醫護人員需要什麼才能讓治療更有效，並且在堅守工作崗位的同時，保護自己不至於身心耗竭呢？這些彼此糾結交纏的集體與個別的經驗面向，會如何讓醫護人員的身心變得更加堅強呢？

我在中國與世界上其他地方的經驗中，產生許多這樣的領悟。從我們的生活經驗、研究與閱讀中學到的文化比較，在許多方面改變了我的觀點。儘管我心底深處明白，因為瓊安，我才能夠發現並吸收這些教訓。她解放了我，讓我準備好感受新的經驗，而不是給我上課或指導我，只是讓她自己腳踏實地、對人充滿寬容的性格，成為活生生的身教。她與其他人之間的情誼，讓我深信關懷與輔導的力量。透過我們之間的美好愛情，她不斷地調整、確認我變成的樣子。

＊　＊　＊

就像我們所有人，瓊安是個複雜的人。舉例來說，她的機智反應既敏銳而又不形於色，那些在學術研討會上坐在她身邊的人可以見證這點。她敞開心胸認同每一位和她說話的人，而在她心裡，她對於各種觀念和人物保有判斷。她或許會、也或許不會表達出來，但是總有她的想法。她十分厭惡虛偽、造作，除非你與她非常親近，她也覺得可以信賴你，否則她會保留她的評論，所以你或許聽不到她的批判觀點。無論我們外出享受美食或在家用餐，她都會大方地與我和孩子分享她的餐點，巧克力則是唯一例外，她會拚命保衛她的巧克力點心。

在她去世之後，她的許多女性朋友寫信給我，跟我說瓊安對她們的人生有多麼重要。她對許多年輕女性來說，是深受信任的知己，對許多人的祕密守口如瓶，我一點也不知道那些祕密是什麼，甚至是同事、學生，還有我自己的助理的祕密她都知道。她明白，她這個時代的女性，在學術界經常受到男性長官或男同事的羞辱欺負。她自己的學術企圖因為支持我的事業而延後了。她秉持著強烈信念為學術界的女性發聲。她的性格中存在著某種特質，維持著巧妙的平衡，令人感到愉快，同事們經常告訴我，只要她在場就會讓他們心情放鬆。她的微笑充滿了感染力，無論你感到多麼消沉沮喪，你會回她一個微笑，分享她的溫暖。「就像太陽一樣，溫暖了我。」一位朋友這麼說。一位她雇用的工人曾對我說：「你太太如此樂觀，讓人就是會為她盡心盡力。」

當同事或學生生病或受傷的時候，瓊安會立刻以直接有效的方式出手幫忙。當學生和家人之間關係緊張時，她會充當中間人。當我們的朋友在婚姻、教養小孩和個人方面遇上麻煩，他們會請她提供一些實用建議。我是精神科醫生，她是人際關係的照顧者。有時候我會有些嫉妒，即使我知道自己這樣實在是小心眼。我明白，我希望她把心全放在我身上，但是每個人都感激瓊安，因為她這個人，因為她做的事。她去世時，哭泣的不只有我，幾乎我身邊所有人都哭了，幾乎所有認識的人，都認為自己是瓊安最親密的好友之一。

註釋

1 譯註：坦格爾伍德音樂節是每年夏天在麻薩諸塞州哨諾縣（Stockbridge）的坦格爾伍德莊園和麻薩諸塞州西部的柏克夏山丘（Berkshire Hills）的雷諾克斯（Lenox）舉辦的音樂節，演出節目包括交響樂、室內樂、合唱音樂、音樂劇、現代音樂、爵士樂和流行音樂等等。

2 譯註：大衛．卡拉斯科，任教於美國哈佛大學的著名宗教歷史學家。

3 譯註：麥克．普埃特，任教於美國哈佛大學的著名中國歷史與人類學家。

4 譯註：史蒂芬妮．保賽爾，任教於美國哈佛大學的著名神學家。

5 譯註：莎菈．克克莉，任教於美國哈佛大學的英國聖公會英語系統神學家和宗教哲學家。

6 譯註：大衛．瓊斯，任教於美國哈佛大學的醫療文化學教授

7 譯註：凱倫．桑柏，任教於美國哈佛大學的比較文學與東亞語言文明學教授。

04 造訪台灣與中國

我首次造訪台灣是在一九六九年，那次經驗讓我又驚又喜。我沒想到，居然會有如此強烈的新鮮感朝我猛烈襲來。然而，久而久之，相較於台灣社會、文化取向與實現根本地轉變了我對於人類互動的觀點，這些景象、聲音、味道還有街道生活的混亂喧囂，還算容易習慣。在研究華人社會五十年後，包括住在台灣和中國七年半的時間，我可以說，我還在學習如何解析表面上的差異性與類似性，以了解其中更深層的意涵。

我們當中有許多人，只要一提到中國，就會聯想起那些有形與無形的高牆。我想起有一天，在拜訪過一家痲瘋病院後的回程路上，我問計程車司機，為什麼政府要把病院建在遠在台北外圍山上另一頭的高牆後面。

「你知道中國人的想法，對吧？這個疾病會害人，是邪靈作祟，得要有個什麼把他們隔離開來。把他們帶遠一點、隔著圍牆、放在山上就沒事了。」

對華人而言，在我們肉眼看不見的世界裡，充滿了負面的力量與能量、餓鬼、凶神惡煞、無法安息的祖先，這一切都可能攪亂你的人生、改變你的命運，一九六九年當時的台灣，這種觀念十分盛行。人民通常會在屋外築起高牆，在屋內擺設畫著神明的屏風，好驅邪避凶（他們還會在牆上放碎玻璃或裝上帶刺鐵網來防盜）。許多人相信風水（根據地貌景觀來占卜吉凶的方式），希望能藉此連結土地的力量，增強自己內在的生命力（氣），為家人帶來幸福財富。一般人還會進行祝禱或舉辦儀式，以告慰先祖在天之靈，祖先不只會保佑在世的子孫，也可能危害子孫。有些人會找當地的法師來收驚驅邪，他們相信這些儀式或法事具有真實的力量，可以顯現、解決以及用某種方式掌握這世界上有形的風險與危害。

即使是我在描述這些強大力量與人們對這些力量的反應時，我所使用的語言都具有某種將這些現象正常化的作用，掩飾了這些事情對我來說是多麼陌生，和我以為自己所知的一切是多麼矛盾。對於文化和我們不同的「異類」們，要是你加入一點我們政治正確的恐懼，你會發現自己陷入表面上的相似之處，然而背後的真相並非只是如此。

＊＊＊

在一九六〇年代，美國男人是軍方徵兵的目標。我最初來台灣，是為了履行我的兵役義務，接受國家衛生研究院（National Institutes of Health）的派遣，以美國公共衛生署（US Public Health Service）的臨床研究員身分，與美國海軍第二研究所（US Naval Medical Research Unit No. 2）一同工作。這個單位在傳染疾病方面有著強大實力的研究傳統，而在越戰如火如荼開戰期間，還是美國海軍陸戰隊醫院在越南峴港的後備實驗室。大多數時間，我在鄉村與都市這兩種環境下進行田野研究，研究的病患都罹患高度汙名化的疾病，比如痲瘋病和肺結核。

在抵達台灣後不久，我就與同隊的病理學家一起登上中央山脈前往霧社。一位聖公會傳教士在當地建了教堂，服務貧困的原住民部落（中國來的移民占領了平地的肥沃農地，這些屬於南島民族馬來人種的台灣原住民於是被驅趕到高山上）。我同事和我在當地設置了診所，兩天來照顧著從未接受過現代醫學醫療的人。上百位排隊等著檢查，很遺憾地我們的設備十分匱乏，難以應付他們的需求。

我們甚至外出到府訪視，在一座小村落裡，我們來到一間木造農舍，發現一位中年女子居住環境極為髒亂，她穿著簡陋衣物，被關在籠子裡。她的家人之所以關著她，是因為她有慢性精神病史，而且嘴裡長了腫瘤，讓她難以開口說話，腫瘤大到她一微笑我們就會看見。我們既震驚又恐懼，極力解釋她很明顯得了癌症，最迫切需要的是接受治療，而不是隔離。但是她的家人回答，他們因為她的瘋狂與腫瘤而生活在恐懼之中，他們相信她中了巫術的詛咒，如果讓她太接近，自己也會受到影響。

我對所有人感到最深切的悲哀，而在更理性的層面上，又對這種殘酷的不公感到憤怒。我對自己承諾，一定要努力終結這種虐待行為。傳教士把我帶到一旁告訴我，他已經懇求這家人好幾個月，希望他們放了這個女人，但是一點用也沒有。這是我在那時期最直接的一次對質，我當時的想法是，出於照顧的初衷居然是完全不把一個遭受莫大痛苦的人當成人來對待。

診所裡有類似檢傷分類的安排，我們發現一些病患如果早點就醫還有機會，但是他們太久沒有接觸專業醫療，我們實在無能為力，貢獻不了太多。由於病患數量實在太過龐大，牧師光是翻譯他們抱怨不適狀況就已經應接不暇，更不要說引導他們描述出有意義的病症。除了少數一些明顯和急性問題我能幫上忙，在缺乏足夠病史、紀錄、實驗室檢驗和治療選擇的情況下，我完全沒有辦法處理慢性病。我只有幾分鐘時間為一位病患看診，只能提供極少的治療，我開始懷疑這座診所是否有任何價值可言。但是即使在這個之後被醫療人類學家保羅．法默（Paul Farmer）[1]稱為「醫療沙漠」的地方，這樣的照顧仍舊有其意義。一位接一位的村民熱心又誠摯地感激我們前來探視他們的症狀，至少試著幫助他們。關於這些人在這次經驗中究竟獲得什麼具體意義，我始終想不透，但是很清楚的是，醫生展現出的象徵性力量可能比實際結果來得更加重要，只要是看起來像樣的治療，這些身處赤貧的人都非常感激。

一九七〇年，工作將我暫時帶離台灣，我來到菲律賓的馬尼拉，在那裡我又獲得深具啟發的經驗。當地爆發了霍亂大流行，我接到命令前往城市貧困地區一所醫院，協助一項治療研究。我連續工作一整天、隔天休息一整天，就這樣整整一個月。面對霍亂病患，我先利用靜脈注射，接著讓他們喝下口服液好補充水分。為病人施打需要的靜脈注射、安排護理照料並施打抗生素等來治療霍亂，與我之前或之後在臨床環境的經驗都不一樣。不分老幼，被送來的病患狀況都十分嚴重——倒臥著、半昏迷、脈搏通常十分微弱。由於猛爆性腹瀉快速發作，他們流失了大量體液，血流量大幅降低，如果不立刻靜脈注射，他們很快就會喪命。對我來說，很不可思議地，一旦開始注射，這些取代性體液迅速生效，他們可以坐起身來，甚至可以走路、自己喝飲料。口服補充液和抗生素之後，他們通常在一、兩天內就可以出院。衛生專家將霍亂的治療比喻成《聖經》中拉撒路（Lazarus）[2]死而復活的經驗。在缺乏適當治療的情況下，霍亂的致死率可以高達百分之三十到四十。

那段時期有個病例至今仍令我難忘。一個女人跑進診所，手中抱著明顯已經沒有生命跡象的六歲男孩。我摸不到他的脈搏，但是透過聽診器可以聽見他十分微弱的心跳聲。我知道我們得在男孩嚥氣之前立刻採取行動，必須為他補充體液，但是我在他虛弱的四肢上找不到靜脈得以注射。當下我進入極度專注的「急診室實習醫生」模式中，我明白唯一的希望是用一根細管子插入男孩的腹部，直接輸入生理食鹽水，這是我之前從來沒有施行過的治療措施。

當男孩的母親看著我正要嘗試的方法，她開始對著我大叫，伸出手來要保護兒子。經驗豐富的菲律賓護理師跟我解釋，這位母親的宗教信仰禁止注射這個行為，但是同時，她又哀求我救這小孩一命。我所受的訓練和本能占了上風，我抓著孩子，要護理師把母親拉開，到布簾的另一頭去，並且將小男孩所躺的帆布床與病房裡其他床位隔離開來。我拚了命把管子插進男孩的腹部，開始灌進生理食鹽水。不到十分鐘，他死氣沉沉的身體就動了起來，又過了十五分鐘，他已經可以坐起來，我可以在他的手臂上靜脈注射。儼然拉撒路死而復生。

當護理師把男孩的母親帶回來，她把男孩抱進懷裡，不斷地感謝護理師，卻只是怒瞪我一眼。我相信她明白，是我救了她兒子一命，但是她不能原諒我粗暴地違反了她的信仰。隨著時間過去，我對這段經歷有所領悟。我救了一條命，但是在完成這項使命的過程中，卻違背了今天我認為專業照顧的所有內涵。我在未取得家長的同意下就擅自採取行動，而且沒有一句解釋，我對該家庭的宗教信仰沒有絲毫尊重。那時候，我唯一的想法就是救小男孩的命，在如此嚴苛的情況下，現在的我可能還是會採取一模一樣的行動。我需要一些時間吸收這次的經驗，讓自己對於照顧實務有更進一步的體悟，現在我明白，為了達成臨床醫療的優先目標，忽略了對病患家屬而言的重要問題，我的行為就和不帶感情的專業傲慢態度是一模一樣的，那常常令我和瓊安感到生氣又失望。面對急性的致命病症，這麼處理是一回事，而針對慢性病，那又完全是另一回事。

* * *

以我的經驗所及，這些狀況並未完全顛覆我的世界觀。那些不算特殊、而且較為基礎的差異，才更挑戰了我對於這個世界是如何運作的概念。首先，我得吸納中國文化的觀念，我們並非生來就是完整的人，我們的人性是存在於某種光譜或連續體中，因此，嬰兒並不是完整的人類，女性在光譜上占有獨特卻是比較低下的地位。這種觀念從正面來看，表示出人類終其一生都要培養品格，有益於促進自我薰陶與養成良好習慣。但更令人不安的是，這種觀念將一些行徑正當化，如弒嬰、可能造成傷害的幼兒體罰，以及以較不人道方式對待女性等等。

其次，對我而言更大的衝擊是，我發現每個人的人格特質，很大部分受到了他（她）與家庭和社交網絡的關係所決定。個人不被期望太過出色、太過獨立，而是要更加合群。確實，這些人際關係是最重要的事，幾乎你所有的時間都在與他人相處。比起你所在的團體，個人的需要與慾望不是那麼重要，你必須學習透過家庭和朋友的連結來表達自我。並非每個團體都很重要，也不是比較大的團體就最重要，你的價值決定於家庭與其人脈。所以，當小孩在大街上走失時，家人要負起最大責任，而不是陌生人。也因此你不會去管和自己無關的人的閒事（從那時起，直到現在，這種過於狹隘的倫理框架仍是我無法接受的）。

第三點，我學到了在地的思維，而非放諸四海皆準的真相，主導了我們如何感覺和詮釋味道、美麗，甚至是善良。對台灣人而言，最重要的事——人脈、在道德上與宗教信仰上的目標——與我覺得重要的事並不相同。因為這一點，我可以參與他們的世界，但不會完全歸屬其中，而他們也不屬於我的世界。

這些逐漸嶄露出的真相正好吻合了把我帶來台灣的研究，透過這個研究，我試圖將生物醫學醫師所提供的治療方式（西方醫學以科學為基礎的治療方式），與傳統中醫、宗教療法加以比較，比如算命師或是乩童。我發現所有這些民俗治療者加起來，只有不到四分之一提供病患照顧的服務。家庭提供了最多的照顧，與病患保持連結。這份研究結果與美國、其他地方所得到的結果相同，顯示出無論世上哪一種文化，家庭都壓倒性地承擔起照顧的重任。

當我更深入挖掘病痛的經驗如何因為治療方式不同而有所改變，我發現生物醫學醫師會花較少的時間陪伴病患，只在最膚淺且機械的層面上和病人打交道。對於診斷與治療，他們所提供的解釋也最少，而且不想回答太多問題。他們也不太尊重病患的個人偏好與家庭照顧者所遇到的麻煩。相反地，傳統中醫師與病患及其家人的關係較長久與溫暖，並且彼此尊重。中醫師會和病患及其家屬分享時下受歡迎的中醫觀念，像是食補、養身功法、草藥和茶，跟他們講述氣和陰陽等其他亞洲傳統文化法則。家庭脈絡不意外地，是所有照護關係中最為親密的，從家屬的參與和他們共同的價值觀上可以清楚看出來。

在我和流行病學家的合作研究中，這一點變得非常明顯，不只是慢性病案例，在醫學無法解釋的症狀出現的狀況下（可能是心理壓力或社會壓力所造成的）也是，照顧的品質以家庭、民俗治療師、宗教治療師為最高。生物醫學醫師，甚至包括資深醫師，所提供的照顧品質為最低。最重要的是，前者提供照顧的結果也優於後者。我對於這種身心性疾病[3]，或說是身心症，深感興趣，這種疾病會產生沒有明確生物學病理的症狀，影響病患的正常生活，可能是由憂鬱症、焦慮症、職場或家庭的問題所引起。這是我研究了五十年的主題。

＊＊＊

瓊安和我接納了這些從各式各樣意外之處冒出來的陌生觀點。我的一位朋友，是台灣頂尖的公共衛生專家，他曾在美國受訓，並且在世界各地從事我們現在所謂的全球公共衛生的工作。他得了癌症，癌細胞快速擴散時，我前去拜訪，但是他的家人提醒我不要在他面前提到癌症，也不要提到治療過程。所有臨床診斷上的重大決定都掌握在我朋友家人的身上，而不是我的朋友，就算他是位成功的醫生。他的言行舉止就像他對治療一無所知。他告訴我最好不要談這些事情，因為他的家人負起照顧他的完全責任。即使當時，在華人社會當中，這也算是關係主導權優於個人決定權的極端案例。到了今天，個人已經擁有了較大的發聲權，但是家庭關係與朋友網絡依然會左右個人的生活。

其他我們所陌生的社會慣例，也是基於關係與互動最優先這一點而衍生，比如，在市場或商店裡，就算是買點小東西都要殺價的行為；過去一夫多妻社會所遺留下的另組家庭養小老婆的習慣；拚命追求高學歷，視其為飛黃騰達和帶來更多財富的特快車（即使從美籍猶太人的觀點來看也是如此），以及可能賦予一個家庭更高的社會地位。對於窮人與精英等不同的社會階層而言，這些社會慣例也不一樣。社會階層猶如城堡——幾乎是你代代相傳、與生俱來的一種生物標記遺傳符碼。你所遇到的人可能會告訴你，他是第六代的學者或是第五代的醫生。人們接納自己的社會地位，沒人會假裝關心社會是不平等的。窮人被忽視或受欺負，而且不會被認為有可能長進。善行義舉很少見，因為人們只會對家人和朋友伸出援手，陌生人只能自求多福。一九六九年，台灣的權貴外省族群的生活讓我們大開眼界，了解為什麼中國會成為共產黨發動革命的一塊沃土。

政治、民族與文化認同，以及複雜、血腥暴力歷史難以抹滅的回憶，瀰漫於台灣的集體意識當中。這座島嶼在數百年前便有中國人移民定居，但在二十世紀前半期又成為日本帝國的領土之一。日本的語言與文化主導著台灣，直到第二次世界大戰結束，而在二戰期間，台灣為日本而戰。日本戰敗之後，台灣被中華民國政府所統治，一九四七年時殘暴地以武力鎮壓反抗勢力。兩年之後，毛澤東帶領共產黨發動革命，占領了全中國，蔣介石帶著他的國民黨人敗逃到台灣，並且以鐵腕手段進行統治。這些「外省族群」成為統治精英，權力與特權超過了百分之九十自認為自己是台灣人的本省族群，作威作福。

當瓊安和我來到台灣時，共產黨革命與國共內戰已經結束二十年了，政治緊張與歷史仇恨依然存在於每天的互動當中。外省統治階層依然占據上位，公開討論任何嚴肅話題還是十分危險。許多我們的熟人是跟著中華民國政府一起從中國大陸撤退來台的，對於日本對中國大陸的所作所為懷有強烈仇恨。這些外省人是瓊安在故宮博物院學習時所認識的古物鑑賞家，或是屬於瓊安被引介而認識的其他權貴圈的人士。相對的，我所認識的朋友，是台大醫院的年輕醫生和護理人員，幾乎都是本省人。他們來自受過教育的家庭背景，與父母說日語，他們的父母從小就說日語，自認是日本人。

我們朋友圈的這個區隔，讓我和瓊安對於一九六〇到一九七〇年代間撕裂台灣的斷層變得十分敏感。無論是我或瓊安都對美國國內的政治不太熱衷。在台灣，我們感受到強烈的歷史力量製造出的政治壓迫感，我們無法只是旁觀而不採取行動。我深深地受到台灣同事所感動，他們迫切地希望台灣獨立，但也感受到那股存在於受教育的台灣家庭和外省族群之間的政治張力，前者依然重視日本文化的影響，後者依然憎恨日本入侵中國並殺害超過兩千多萬名中國人。我們與台灣的弱勢族群並肩作戰，盡其所能提供幫助，感覺自己就像是潛入外省權貴中的間諜；我們也知道，那些人幾乎是時時刻刻緊盯著我們。

長年以來，中國、日本帝國及外省人的統治，在台灣人的精神與行為舉止上留下了影響。舉例來說，在政治、經濟和醫療等層面忍受風險與困苦的能力，已經成為台灣人基本的文化特質，驅動了許多人與人之間的相互影響。我見證了無數的例子：老人家將家庭放在自己的健康與幸福之上；為人妻者忍受姻親家人、丈夫的其他妻子和情婦，只為了讓自己的孩子享有更美好的未來；個人會先暫緩個人志向，只為了維持團體的和諧。人們耕耘家庭和社交人脈，透過行動間接地傳達愛與關懷，而不是語言文字。你不會把「我愛你」說出口，而是放進你所準備的餐點裡、你促成的生涯規畫裡、你安排的旅行或是你出錢資助的課程。愛本身的觀念並非一種自發的感覺，而是稍縱即逝的不可靠天性。愛與關懷並非存在於長時間的承諾中、深化彼此間的連結羈絆，而是為家族的未來煩心憂慮，就像細心修剪盆栽或是餵養小池塘裡的鯉魚一樣地照顧家人，所謂的愛幾乎就是照顧的同義詞，這樣的照顧可以讓你和你的家庭更加美好圓滿。在緊密連結的社交圈當中，不但你自己會受到照顧，你也有照顧周遭人的責任。他們或許不會把關懷與愛掛在嘴邊，卻當成日常的理想來實踐，值得承擔痛苦、付出努力、忠誠與勇氣。事實上，中文裡有許多字和詞可以用來表達英文 care 這個字的意涵，呈現出關心付諸行動時的不同面向。care 在中文裡可以解釋成控制、管理、關懷、保護、照顧、謹慎注意細節、處理事情、擔心和焦慮，和英語一樣，非常多樣，隱含著許多不同的意義。

* * *

接下來這幾年，我們家和中國大陸之間產生了緊密的連結，如同和台灣的強烈關係。在一九八〇年代，正如我在第三章中提過的，瓊安和我還有我們的孩子彼得和安妮，當時他們分別是十三歲和九歲，在湖南醫學院待了五個月，度過一個酷熱無比的夏天。在瓊安與孩子回到美國之後，我感染了痢疾，陷入危及性命的重病狀態。

我的體重大幅下降，當我和同事朋友告別時，幾乎連褲子都撐不住。一位我很熟識的中國醫學院醫生、也是資深精神醫學教授對我說：「你的健康破產了！你知道怎麼提供專業照顧，卻連自己都照顧不好！」他說得沒錯。打從那時候起——從我三十九歲直到現在

——我一直用心地照顧自己。

在瓊安的細心照料下，我得以完全復原，但是之前如果不是中國同事們盡心盡力地照顧，我可能撐不到回到瓊安的懷抱中。我很懷疑要是沒有他們，自己是不是捱得過來。他們經常關照我，當時我是醫院和醫學院的一員，他們甚至幫我洗澡和穿衣。即使在我對身體的狀況喪失自信、情緒低落，幾乎要放棄時，他們的存在——人道關懷、溫暖和支持——支撐著我，給我希望。我前往中國是為了學習創傷與其後續影響，到頭來自己卻又傷又病。我的中國同事讓我明白，提供照顧的道德責任，要比我們生活中短暫的條件境遇更強大和持久（我們也體會到，在接受這些現實世界的實質恩情後的互惠，這幾十年來，我們受到這些同事的請託，幫助他們和他們的孩子到美國受訓、讀書和生活）。

瓊安主導著我們與許多中國學生、同事和朋友間的關係。他們看重瓊安，因為她與他們的關係，在道德與情感上都很深厚——也就是所謂的人情關係。我帶領學術上的合作，但是瓊安以愛與關懷滋養人脈。我們最早的博士後同事，其中一位是來自湖南的年輕精神科醫生，他遭遇一場嚴重意外，在波士頓騎自行車時被汽車撞上，造成一腳膝蓋受傷，前額也腫了個大包。我第一個反應是痛罵他謊稱有醫療保險，儘管他其實是把錢存下來寄回家，身上因此沒錢投保。瓊安溫柔地照料他，直到他可以走路。他從未忘記瓊安對他的付出，和她的真情溫暖。當我生氣地斥責其他中國研究人員做研究或寫論文不夠用心，瓊安總是支持著他們，經常輔導他們改正英文和研究技能。她把他們當成是自己的責任，毫無怨尤。

對瓊安而言，中國古典詩詞和繪畫為她製造了機會，一方面讓中國客人感到有面子，一方面可以讓她分享有關中國文化遺產的廣博知識。她對於中國人透過自然現象或身體隱喻來傳達情感的間接技巧也十分嫻熟，她經常利用這種方式來鼓勵我們的朋友，這麼一來她既不會讓他們感到不好意思，也不會對他們的多愁善感造成太大刺激。她以鞠躬來代替握手，以引用詩句來代替直接的情感表達，以流淚道別來代替文字。一九八九年六月四日，天安門大屠殺事件發生時，一名來訪的中國研究人員緊盯著電視機，眼淚從臉上滾下來，大口吸氣，瓊安在她身旁坐下、緊握著她的手，一句話也沒有說，卻道盡所有。之後瓊安帶這位同事回到我們家，按摩她的背、診診她的脈搏、請她吃蛋糕喝茶、坐在庭院欣賞花草樹木和雲朵的變化，使她平靜下來。

我記得有好幾位中國客人回顧文化大革命，與之前由毛澤東派系所發起的政治活動期間曾歷經的恐怖時，都忍不住哽咽。瓊安坐在他們身旁，握緊他們的手，眼眶因為眼淚而濕潤。她完全參與了他們的情緒中：溫暖，支持，對於他們的重要大事反映出深厚的情感。他們原本是來找我討論學術議題，卻跟瓊安討論個人問題，並爭取她為他們辯護、行動。但是大多時間，他們（就像我一樣）只是想坐在瓊安身邊，沉浸在瓊安轉換成關懷的愛裡，洗滌自己。

我們是二十世紀後半第一批首先在中國進行研究的美國人，就在前美國總統尼克森首度訪中的六年後。在中國，我回頭探討許多我在台灣探討過的相同研究，但我加入了一個新的面向。我非常渴望了解文化大革命和其他政治活動對於人民生活的衝擊：他們付出了哪些人道代價？這些創傷造成了憂鬱症和焦慮症嗎？這會造成生物性的症狀或疾病嗎？我們能否確定在制度化暴行與大規模羞辱行為的餘波下，身心健康遭受了多大程度的戕害？我們能夠研究這些天搖地動的災難性迫害——挨餓飢荒、監禁凌虐、被迫遷徙搬家、公開羞辱和處決——對於中國人民所造成的心理影響，我們因為正在從事憂鬱症方面的醫學研究，免於政治上的干預，可以合法地訪問一般的中國工人、軍隊幹部、知識分子和農民等，他們都因為這些毀滅性的歷史創傷受到嚴重傷害。

我們學到的所有關於家庭與友誼的重要性，全被這些毀滅性的政治活動搞得天翻地覆。在最悽慘的時期中，朋友彼此背叛、家人自相殘殺。我們研究人們脆弱地努力修補傷害，以及他們所處的痛苦現實，正在重建的關係依然留存著過去彼此背叛的遺毒。難怪一九八〇年代的中國，不管是在人行道和街角上、在市場和候車室裡、在公園或是晚宴舞會，人們，通常是完全的陌生人，有時會為了雞毛蒜皮的小事大發雷霆。數個世代的憤怒和敵意，就在檯面下沸騰著。

我在中國訪問憂鬱症個案期間，聽說了一個又一個人們吃足苦頭的可怕故事，這些來自「黑五類」背景的人與在台灣或美國的家人之間有著「海外問題」，他們被「下放」到偏遠且極度貧困的農村地區，或是家庭被拆散，家人被分派到中國各處。這些故事當中，最引人注目的一點，是許多令人痛心、不公的冤情從來未獲得平反，甚至不被承認。一名年輕人讀書時在校園發現了一張大字報（一種咒罵文宣和公開的政治批判），上面寫著「打倒毛主席」，地方領導汙衊他寫了這張大字報，勒令他退學，把他痛打一頓，將他下放到偏鄉。他明白自己這輩子再也無法受教育或是擁有公平的機會，這股憤怒猛烈爆發為巨大的仇恨。

緊接著，中國史無前例地在世界上崛起，中國家庭絕口不再提起之前發生的事，孫子輩對過去幾乎一無所知。這些創傷尚未重新審視。這些過去依然充滿太多的痛苦和悔恨（最糟糕的情況是「氣死的」，也就是憤怒得令人想死），以致我們無法在不撕裂傷口的情況下安心地進行探索，這些傷口也許永遠無法癒合。

令人驚訝的是，像我這樣的圈外人，說著會破壞圈內人關係的危險話語，卻受到了信任。中國人與我們分享了一些故事，比如曾有一名孩子舉發自己的父母，害他們被流放到偏鄉長達十年之久；當群眾要求打死一名男子時，他的妻子便痛毆他，打瞎他一隻眼睛，還把他的鼻子打斷至變形；一名性格軟弱又不可靠的「朋友」不斷地破壞同事的工作、家庭、健康和幸福。然而，在大多數這些案例之中，家庭和人際情誼在某種友愛的假象中維持著，其中有許多關係甚至得包容與承受不時爆發的怒火。這一堂課對瓊安與我而言，既悲慘卻又發人深省——有時候甚至有些令人振奮。人們承受著這一切，不只是個人分崩離析，也在整個社群留下了永難抹滅的傷痕。不合時宜的忠誠，以及過去的背叛、復仇、怨恨，未平息的仇恨等所帶來的痛苦，就潛藏在他們的笑聲、幸福，甚至愛的背後。美國人對於復原力、完滿結局與整體性等觀念，遇上了這些難以言喻的狀況時，似乎顯得陳腐而幼稚。瓊安與我開始相信，中國的現實為世界各地的生活提供了更深刻、更全面的解釋，因為即使以比較不那麼毀滅性的方式，我們也無法從歷史上的分歧對立所導致的惡果中脫身。我的意思是，幾乎每個社會都有過飽受折磨的歷史，寫滿壓迫、鎮壓、暴力、侵占，這些歷史必須想方設法加以克服，讓接下來的世代能夠繼續生活下去。美國經歷過種族、階級、政治派別和性別等對立鬥爭，猶太人曾經歷過猶太人大屠殺；南非有過種族隔離政策，透過真相與和解委員會（Truth and Reconciliation Commission）[4]的聽證會，嘗試達成轉型正義；盧安達曾經歷種族大屠殺。

我們學習到，儘管仇恨橫亙在前，還是可以透過陪伴和愛給予照顧。但即使如此，表面上看來十分親密的關係，照顧可能會被拒於門外。對我們而言，當時幾乎任何狀況都可以承受得了，直到再也無法承受下去。

李杏葳（音譯）會幫年紀老邁的丈夫洗澡、餵他吃飯，充滿愛意地照顧著他，但是她也痛恨丈夫在文化大革命期間害死了她的父母。秦若依（音譯）與失智症姊姊同住，她用心地照顧姊姊，但是她永遠也無法原諒姊姊告發自己的丈夫，害他被送進勞動營裡英年早逝。我們的朋友聶進霖（音譯）舉杯慶祝父親的九十歲生日，儘管她視父親為已故母親生前精神崩潰的罪魁禍首，因為他曾公開羞辱母親，之後和她正式離婚，並且迎娶母親的死對頭，母親因而必須長年待在精神療養院。維持這樣的關係看來幾乎是不可能的事，但是對聶進霖來說，為了度過此生她不得不如此。想想猶太大屠殺時的死亡集中營，正如普利摩·李維（Primo Levi）[5]和其他作者所描寫的一樣，在集中營裡，道德確定性被生存的急迫性所顛覆。或者是第二次世界大戰後，法國在與納粹占領者合作[6]的爭議上，所產生的道德模糊性；或者是，在政治動亂與迫害後時期，與敵人和刑求官在同一社區中生活的居民。這樣的道德灰色地帶在戰後或政治運動後依然存在。正如一位經歷了政治動亂的中國朋友所下的結論：「我們現在過得很好，這就是很大的成就。我們不讓那些壞念頭來干亂如今的靜好時光。何必呢？但是過去並沒有因此離開了、被遺忘了，過去就活在現在之中，就在人際關係裡，就在每個人身上。這並不意味非得把事情給說出來，或是品頭論足一番，它就在那兒，日子還是得過下去。」

正如中國經驗深深地改變了我的世界觀，我很欣慰自己的努力仍對中國人有著持續性的影響。我發現，這類病例在當時中國的診所中最主要的診斷是神經衰弱[7]，一種含糊不清的分類統稱。在歐洲和美國，大多這類症狀會被歸類為憂鬱症或焦慮症。一九八〇年代初，即使這些病例接受過精神病藥物與心理治療，也無法在不碰觸到與他們相關的家庭、職場或是政治議題的情況下，就獲得處理。我們可以發現，非常常見的是，病患的症狀——他們身體的不適——取代並象徵著他們的政治和社會創傷。只要我們能夠直面這些創傷，就能舒緩生理和心理症狀，取得進展。

中國的資深精神科醫生並沒有好好地正視這些研究，反而把這些發現當成一種認為他們可能無法診斷出憂鬱症或是認知其社會病源的指控。倒是資淺的同事們比較能跟上全球心理衛生領域的發展，他們承接下這項目標，並挑戰當時中國的精神醫學措施。

很諷刺地，我感覺不到這些進展改善了中國患者所受到的專業照顧。當地的衛生保健系統無法讓醫生接受更好的訓練，讓他們有更多時間陪伴病人，或是把重點轉移到醫病關係的品質上。我的研究在提升衛生保健系統的效率中獲得廣泛應用，但是對於專業照護品質，卻沒有帶來任何明顯的改善。很不幸地，在美國的狀況大同小異，儘管這類的研究廣為人知，卻不符合公司利益與管理衛生保健的官僚機構的需要。

不知何故，中國人的生活逐漸上了軌道，他們在公共場合也感到很自在，可以外出吃晚餐、看電影、旅行度假、看電視節目、參加運動，畢竟在不久前的一九八〇年代，就算能允許擁有這些消遣，也沒人負擔得起。在那個年代，一般人不能走進大飯店或高級餐廳，這些地方全保留給外國人和中國權貴們。

在中國，單純地追求日常的幸福快樂，是最近才出現的觀念，如同追求更精神面的特質。在毛澤東的統治下，宗教受到打擊並且多次遭禁，但是現在有許多中國人信仰佛教、道教、基督教、伊斯蘭教和當地民俗信仰，追求生命意義與精神支柱。人們重新開始信仰宗教，也引發社區和家中與照顧的新連結。在令人眼花撩亂的經濟變化和更強力鎮壓反抗人士的現況下，憤世嫉俗大行其道，個人的價值經常受到懷疑，照顧或許是唯一真正可以自由採取的行動。個人或家庭可以參與負有道德使命的照顧工作。中國共產黨認知到，對於中國傳統、中國現在的重心，以及中國未來的需要而言，照顧有其重要價值。中國領導人擔心，由於一胎化政策的後果，對於大舉增加的老年人口，未來可以提供照顧的家庭成員和工作人員勢必太少。在此，個人照顧親友的意願和家庭照顧的社會正當性，成為一種維持脆弱社會保障系統的方式，兩者彼此相輔相成。

在許多中國文化中的自我照顧、自我陶冶的實踐方法中，都指出了我們必須深化身心之間的連結性，這樣的修行可用來改善健康、預防疾病、照顧慢性病患、減少年齡增長對身體狀況的影響。從太極、氣功，到武術、補品、特殊飲食，以及透過跳舞、唱歌、運動和朝聖之旅等來滋養年紀漸增的身心（中國人說是養生、養老），這些養身功法都是中國恢弘文化健康傳統中自我保健與家庭護理的一部分，並將一般人和國家、傳統中醫和現代公共衛生串聯起來。瓊安教會我尊重這場重要的文化運動並從中學習，也要認可其為一種社會關懷，包容並將中國的個體與族群聯繫合為一體。我們也可以在美國看到文化習俗和運動，儘管這些活動因為流行風潮而高度商業化，但是也傳達出廣泛社會大眾的關懷力量。想想現在的健康飲食旋風（素食、無麩質飲食、魚素食）、運動，和透過正念療法及自然保健療法（很諷刺地，非常世俗的亞洲進口商品）來減輕壓力。各地傳統截然不同，並帶有當地文化習俗的色彩，但是在全球化的世界中，這些追求健康的亞洲和西方版本相互重疊，相輔相成。不只是全球的政治性經濟在美國正在作用中，全球文化也在地方傳統中被樹立起來，對於生活的本質產生反應，接著各自發展出不同的地方性成果。

又一次，我們先是感知到表面的文化差異，接著，更深層的與人類存在有關的相似性，反過來又揭示出更深層的差異性，最後顯示的是，為人處世的方式極其有限，但是普世的人性卻有著多樣的版本變化。有些是我們所共有的，有些卻不是。我們或許可以爭論人類的本性為何，而且永遠無法達成共識，但我們會一致認可人性的狀態，諸如痛苦、受難、愉悅與關懷。

在與中國、中國人不斷深化接觸的這半個世紀中，我了解我永遠都是個外來客，但是與中國、中國文化一起生活，提高了我對周遭世界的社會意識，以及我對自我個體性的敏銳度，瓊安也明白這一點。彷彿我們藉由耕耘中國式情誼與生命意義，對於周遭世界與自己的生活發展出更敏銳的洞察力。透過這段過程，也讓我們更加投入彼此。藉由參與他人的生活，以及他們是如何對於重要大事付出關懷，我們學會重視、關注那已經成為我們生活中心的價值和實踐之道。我們的家庭變得更加堅強，彼此間的牽繫更加緊密，我們在自己的世界中前進，彷彿我們與周遭的壓力和危險隔絕。但是當然這一切只是幻覺，命運對我們另有安排。

就在一九七九年離開台北前，當時我們已經結束在台北的最後研究計畫，瓊安和我拜訪了一位知名的算命師。他是一位老人，在午時的酷熱與煩悶的溼氣中，坐在大廟的角落裡半睡半醒著。老人幫我們算命，我們抽了籤詩請他解說。他搖搖頭讓自己完全清醒，然後戴上眼鏡來讀籤詩。他看了籤詩一眼，又分別看看我們，搖搖頭。我們問籤詩是什麼意思。他又搖搖頭，沒有說話，揮揮手叫我們離開。瓊安曾在大學裡跟一名學生學過如何看手相，她低聲對我說：「籤詩說的一定是不好的事。有一次我在朋友的手相上看見壞預兆，就拒絕跟她說明了。」老人面無笑容地看了我們，指著一堆籤詩輕聲地對我們說：「拿別張！」以後來發生的事來看，這真是個壞兆頭。

我想起一位中國病人，他曾罹患憂鬱症，我成功將他治癒，和他非常熟悉，他用我的中文名字「凱博文」稱呼我，對我說：「凱醫師，你不屬於我們的文化，但你懂很多，我看得出來你如何受到這些文化的影響。你看不到的是你的文化如何造就了你這個人。但或許現在，這兩種文化都造就了你，讓你準備好幫助我和其他人。凱醫師，也許有一天，他們也會幫到你。」

註釋

1 譯註：保羅．法默，美國醫學人類學家和醫師，是哈佛醫學院全球健康和社會醫學系系主任。

2 譯註：拉撒路，耶穌的門徒及好友之一，新約聖經《約翰福音》第十一章記載，拉撒路病死後被埋葬在一座洞穴中，四天後耶穌吩咐他從墳墓中出來，他因此而復活。

3 譯註：身心性疾病，是指由心理問題引起的生理症狀。

4 譯註：真相與和解委員會是南非為了實現「在認清過去事實真相的基礎上，促進全國團結與民族和解」的目標，於一九九五年十一月二十九日宣布成立的社會調解組織。

5 譯註：普利摩．李維，猶太裔的義大利化學家與小說家

6 譯註：第二次世界大戰初，法國元帥菲利普．貝當（Philippe Pétain）向入侵法國的納粹德國投降，在法國中部城市維琪建立維琪政權（Régime de Vichy），積極地與德國合作。

7 原註：神經衰弱（Neurasthenia）是在一八六〇年代由美國神經學家所創造的名詞，先是在歐洲盛行，之後來到亞洲。原本這個名詞的意思是神經系統因為壓力過大，導致神經損壞。二十世紀初，這個名詞在美國已經停用，但是依然在中國十分盛行。

05 照護的學習

我就讀醫學院時，早期與病患——貨真價實的人類，每個人都有各自的生活狀況——之間的接觸，點燃了我心中的熱情。我從坐在教室裡學習基礎科學，進入實習課程，親手接觸照顧／護理，賦予我從事這份工作一種意義，之前我從未想過自己欠缺了這一塊。正如照護讓我充滿能量，我的天性裡也有一種本能，想探討我們工作的知識基礎，想尋找其中的順序和模式，這麼一來，我們才能將它變成一門知識，傳遞給他人。我是醫師，也是學者、研究者、理論家。一九七〇年，第一次台灣之行回到美國後，我需要為自己補充一些知識元素，好支撐我那跨文化志趣的理論基礎。當時我相信，而經過五十年後的今天，我依然相信，人類的疾病與療癒的經驗，需要透過人類科學來理解其存在核心，以建構出深刻知識，來改善照護，並提升其重要性。我受到這樣的信念所激勵，前往哈佛，脫離一般研究生臨床訓練的常軌，一頭栽進了跨文化醫療體系的比較研究中。

那是一段非常令人振奮的時光，空氣中到處都瀰漫著社會、政治與知識革命的味道。我們在一個晚夏的下午抵達劍橋，發現數百名戴著頭盔、身穿防暴裝備的警察在哈佛廣場排成一列，冷酷地面對一大群由學生組成的抗議人潮。在亞洲待過兩年後，我們變得不太習慣國內動亂，但是我們很快就明白，許許多多的習慣、價值觀和長久以來我們習以為常的表現，諸如對體制忠誠不二，遵從權力、位階、種族差異和等級制度，亦步亦趨地走過求學、工作、結婚和家庭等人生階段等等，這一切都受到了質疑。

一九七〇年代初期，對於知識分子與學者來說，也是令人神往的一段時期，新思想學派和分析方法突然成為一股風潮。在短短幾周內，我發現我可以透過人類學，最深入地參與這些重要的知識性活動。我深深地愛上這片領域。民族誌，透過深刻投入實地的社會學習，尤其引起我強烈的共鳴。當時，這場以反戰和民權運動為精神支柱的文化革命席捲美國及西歐，社會與文化人類學跟其他學科一樣都受到影響。不過所有學術上令人激動的突破，是來自巴布亞新幾內亞高地、澳大利亞中部和北部，以及非洲和拉丁美洲雨林等地，對那些沒有文字的小型社會的深層結構和隱藏的文化演進的理解。符號系統的結構分析與研究，顯示出人類與社會連結的共同的方式。我們學到儀式是如何創造出社會記憶，以及法律、宗教、經濟，甚至於性關係，如何被組織成文化系統。這片領域令人心醉神迷，吸引了哲學家、語言學家、科學與宗教歷史學家、民族音樂學家和一般知識分子投入其中。這表示曾有一段時期，社會與文化人類學處於前景十分看好、令人興奮的跨學科人類發展研究的核心地位。

我深受吸引，尤其熱愛芝加哥大學的克利福德．格爾茨（Clifford Geertz）[1]所推崇的象徵人類學。這項研究強調意義在人們生活中所扮演的角色，文化將意義組織成系統，系統則將意象與信念和情感與價值觀連結起來。這種思考方式顯示出，儘管這個世界是實體真實有形的，同時又由一個囿限於政治與經濟的文化網絡所定義、分類和規範。文化系統使意義、感覺、行為舉止與當地環境結合，當地環境影響了我們如何經驗和表現身體、我們如何建構社交關係，以及我們如何評斷道德和社會的良善。我從象徵研究中借用了這點觀念，將它應用在衛生與醫療上，認知到就是這些道德世界決定什麼才是對健康狀況不佳的人至關重要的事，無論是在醫師的辦公室、研究實驗室或是在病患家中。

* * *

很自然地，在這段激動人心的歲月裡，瓊安和我開始接觸到許多新的、真正有趣的人們，其中包括一位在我生命中最具影響力的人物，社會醫學的巨擘和兒童精神醫學的先驅里昂・艾森柏格（Leon Eisenberg）[2]，他是精神醫學教授，也是當時哈佛傑出的知識分子之一。除了醫學領域，他倡導社會正義和人權，高雅的妻子卡蘿拉（Carola Blitzman Eisenberg）[3]來自阿根廷，也是位精神醫學家，她原本是麻省理工學院的學務長，之後成為哈佛醫學院的學務長，他們兩人在這個冷門領域中最迷人的網絡之一裡成為核心。我們抵達劍橋幾個星期之後，前往里昂在家舉辦的雞尾酒會。那是場充滿歡笑、交談的熱鬧聚會，里昂穿著襯衫，身邊圍繞一群全神貫注的聽眾，手中的啤酒隨著他的手勢不斷移動，他以每個人都聽得見的大音量高談闊論著。我走過去，完全為他的口才和談話內容所著迷。就某種意義而言，我從未離開那個活力蓬勃的圈子。

在我生命中許多的精神導師與父親角色中，里昂對我的影響最是深遠。他博學多聞、無所畏懼、擁有永不滿足的好奇心，他的知識猶如一座寶庫，規模龐大且鉅細靡遺。他機智風趣、口才便給、心思敏銳，能將所有資訊整合，在各種爭論中，與同事、朋友就任何主題辯論交鋒。我記得一九七二年時曾以晚輩身分和他前往德國參加一場「科學的創意」（Creativity in Science）座談會，這場活動是由一家藥廠贊助，與會者包括許多科學家，以及賈克．莫諾（Jacques Monod）[4]和尼古拉斯．丁伯根（Nikolaas Tinbergen）[5]等諾貝爾獎得主。丁伯根是世界頂尖的動物行為學家，他與里昂討論了斑點鱒魚的行為與其對人類的意義。當里昂暫時離開去洗手間時，丁伯根轉向我，一臉不可思議，想不透他怎麼從來沒聽過里昂這麼一個知識淵博的動物行為學家。當我跟他解釋里昂其實是位精神醫學教授，而不是動物行為學家時，他更加驚訝。但是這次的會議之所以令我記憶深刻，原因不只如此，莫諾和里昂都是猶太人，他們找到我們的德國東道主，年邁的藥廠首席執行長，詢問他藥廠在納粹時期製造了什麼產品。首席執行長臉色一陣蒼白，就像快暈倒。事實上，這家公司曾經生產齊克隆B（Zyklon B），是用於死亡集中營的一種殺人毒氣，這個事實讓這場盛會增添了一股全然不同的黑暗氣息。我不敢說里昂是否事前知道這件事，但他的性格中就是有這麼一個鮮明的特質，勇於戳破表面的泡沫假象，揭發更黑暗的真相。

里昂在一九四〇和一九五〇年代時，開始與政治左翼分子來往，名字出現在當時許多惡名昭彰的黑名單上。他主張政治左右了所有經濟狀況，他對醫療方面的社會探討研究，反映出這個領域中許多最具開創性的人物其研究背後的社會主義價值觀，這些人都影響了我的工作和思想。其中之一就是魯道夫·維蕭（Rudolf Virchow）[6]，他是十九世紀的德國醫師與人類學家，他將醫學視為一門社會科學加以研究，並且提出貧窮和其他社會狀況是影響疾病和健康的決定性因子的觀念。對我而言，這種觀念使社會苦難成為醫療的基礎。我也深受威廉·里弗斯（W. H. R. Rivers）[7]的啟發，他是位精神科醫師，也是人類學家。我後來發展出的精神醫學方法，引用了里弗斯在南太平洋首創的民族誌研究取向，之後被用來治療在第一次世界大戰中心理受創的軍官。比方說，精神醫學家進入病人的當地環境，就像是人類學家以「專業的陌生人」，也就是「位於邊緣的原住民」身分，進入另一個社會的真實在地世界中。一旦身在當地，治療師的工作便是幫助病患面對疾病經驗中最具威脅及治療中最為迫切的部分。

放眼全球，從歐洲到拉丁美洲及其他地方，研究人員與理論學者努力在醫學與社會科學交集的領域，在更廣泛的社會條件下重新評估衛生保健服務的狀況。在南非，諸如席德尼·卡克（Sidney Kark）、約翰·卡賽爾（John Cassel）和梅文·蘇瑟（Mervyn Susser）[8]這幾位醫師，曾與反種族隔離運動的領袖合作，在設施不足的地區建造社區診所，在經濟崩盤和社會不平等的狀況下，提供了物美價廉的照顧與疾病預防。他們是社會正義與公共衛生的英勇鬥士，即使被政府趕出南非，依然在世界各地堅持自己的工作，包括開拓社會流行病學的領域。他們的研究方法成為社會醫療領域的一部分，里昂與其他學者則在哈佛讓這門方法重見天日，它也成為我在知識上的歸屬。

由於里昂．艾森柏格的影響，平息了我對社會結構與文化符號系統微妙之處（這曾經在學術圈裡風靡一時）的狂熱。他幫助我看見這些系統是如何受到殖民主義、帝國主義的野蠻力量所制約，而在這一切的背後，則是各式各樣貪婪的資本主義。對我、和我這一代的醫療人類學者及我們的學生們而言，最主要的是，當政治經濟和社會文化進程特別影響到貧困與邊緣人的生理、心理和情感生活時，我們該如何在分析中加以平衡。里昂清楚表示，我們的主題必須夠廣泛，從社會苦難開始，延伸到一般人與專業人士的生活，再到社會革命，或者至少是社會變革。與公共衛生不同的是，這會將照顧的重要性提升到相當於疾病預防的地位。換句話說，我們的目標是預防疾病，但仍要照顧那些已經在受苦的病患。的確，照顧會成為疾病預防的途徑，正如數十年後我的學生保羅．法默（Paul Farmer）[9]和金墉（Jim Kim）[10]在愛滋病與結核病上所證明的那樣。

里昂認為萬事萬物皆有相關性，沒有什麼是無關緊要的。當一個人擁有越多的察覺與知識，每一互動的意義和共鳴就會更加深刻。里昂滿懷熱情地致力於學術和臨床工作，在兒童精神醫學進行第一次對照臨床試驗，全心投入所有激起他知識好奇的事物中。里昂最強烈的信念是社會正義和人權。他代表了我渴望成為的一切——具有批判精神的學者、充滿實踐力的研究者、社會改革思想家和明智的臨床醫師。他是老師、是典範、是傾聽者、是鼓勵者、是照顧者和更多的角色。如果沒有他，我不知道自己是否能夠成就一番事業。

我從里昂身上學到要吸收各式各樣的知識，並透過我所經驗、學習或論證的一切，加以過濾、組織、合成，真正去理解什麼會對活生生的人最有益、什麼會對改善社會最有幫助。從最微小的細節到最宏大的觀念，他教我批判性地探究醫學與社會的相關事務，並且將它們與一系列偉大的反思與革新聯繫起來。尤其是，他證明了理論可以，而且實際上，必須指導實際經驗。他看到我積習難改的缺點，而且就像瓊安一樣，他示範出一種不同、更好的為人處世之道；他也教我如何嘲笑虛假，包括我自己的虛假，教我如何像個男人一樣：認真又輕鬆，充滿理想又腳踏實地（直到現在，我在課堂上依然會說些里昂的招牌笑話，讓嚴肅的課程生動一些）。

＊　＊　＊

在哈佛的最初幾年，我拿到人類學碩士，基本上訓練自己創造出一門關注於醫病關係的新型醫療人類學，也在里昂於麻省總醫院（Massachusetts General Hospital）的指導下完成精神醫學的住院醫師訓練。當時反傳統的激進精神，鼓勵所有領域的人，不分男女去質疑任何既有的智慧，推動我發展出文化精神醫學的新概念。我的研究取向顛覆了佔主導地位的精神醫學知識，這些知識主要是根據在世界上僅占了百分之二十的白人人口進行研究的結果，和世界上其他百分之八十有色人種的資料相比，便顯得只是小眾。從這個角度來看，精神醫學勢必要改變其優先性與治療方式，好跟上現今所謂全球心理衛生的發展。我以博士後研究人員的身分在美國與台灣進行研究，探討文化對於憂鬱症的影響，以及衛生保健系統為何不適用於有心理健康問題的民眾。

我也提供心理治療服務。我的第一位病患是位有破壞傾向的女性，在醫院廣為人知，二十多歲時診斷出有邊緣性人格，意思是她活在精神病與神經官能症兩個邊界上，發作可能持續幾分鐘、長達數小時，甚至是更長的時間。我記得我在一間小診療室的門邊和她見面，診療室裡有一張桌子，桌上放著花瓶，兩把椅子分別在桌子兩側，一扇窗開向繁忙的醫院走道。我跟她自我介紹，她只是古怪又緊張地瞪我一眼。我們在沉默中坐著大約三十秒吧，接著她迅雷不疾掩耳地抓起花瓶砸向窗子，花瓶和玻璃應聲碎裂，嚇到了走道上的醫院人員和病患。

她目不轉睛瞪著我，對我咆哮：「你是我見過最爛的精神科醫師。」

我的反應很冷靜，我自己也很驚訝，我壓抑內心熊熊怒火，說：「也許，但是我們只相處了一分鐘，妳不可能知道！」我停下來，向醫院的保全人員表示一切都在掌握中，其實我不確定自己是不是真的辦得到，我搬出所有的權威，告訴她說：「我會持續跟妳見面，但是妳絕對不能再犯，出現像剛剛那樣的舉動。如果妳擔心我會拒絕妳，所以妳覺得必須先拒絕我，放心，我不會。但是首先，我們要把規矩定下來——絕不能再發生剛剛那樣的事了，好嗎？」

「好的。」她回答。之後我們每週見一次，持續三年，在那段時間內，比起以往或是在我離開波士頓的那幾年，她進出精神科急診室的次數明顯減少，但這位病患從未獲得平靜。她會間歇性地精神病發作，跟我分享一些令我寒毛直豎的故事，比如當她對一起吃飯的人生氣時，就放火把桌巾燒了，或是她感覺每次只要背對著銀器，銀器就會傷害她。我學到，無論她的狀況變得多棘手，重要的是我以不帶成見、不具批判的方式認同她的存在，同理、肯定她的人格特質。我們專注地幫助她克服這個令人痛苦難捱的疾病，但真正的體悟卻是，我們共同經歷的這段過程，讓我可以承接她讓人難以招架的失控行為。這段經驗讓我明白，照顧中彼此互惠的本質。

類似這名女性的病患，教會我一個關鍵價值，那就是：儘管對於專業醫護人員來說，有些病患的病情可能很有挑戰性或很棘手，但是病患所遭受的折磨一定遠比醫護人員更多。你可以和身陷痛苦中的病患一同坐著——無論是因為全身燒傷、承受身體痛苦的小女孩，或是因為邊緣性人格疾患承受心理痛苦的女性個案——與他們一起，就在他們可怕難熬的經驗中，你在場的這個行為與你的存在本身，就是照顧充滿力量的來源。當他們受創而需要的存在（needy presence），為醫病關係可以持續下去提供了「存在的理由」（raison d'être），你必須清楚並掌握自己的需求和創傷。你可以，也必須控制你的憤怒和挫敗感，無論情況多麼咄咄逼人，你都要承接病患的言行舉止給你帶來的壓力，你必須讓自己接收他們的敵意與憤怒。這一段互惠的關係，是提供照顧時最重要的一點。你需要了解病患的反應是來自他們努力要維繫這段醫病關係。

我還記得，早期心理治療中記憶最深刻的一位病患，他是位傑出的研究者，如我在《談病說痛》一書所描述，他在自己身上注射抗凝血因子抗體（在實驗室裡），創造出想像的疾病，引發了流血不止的症狀，沒有任何專家搞得懂是怎麼一回事。而他這個舉動竟成為我了解他悲慘故事的敲門磚，他告訴我，罹患精神病的母親傷害他拋棄他，只有透過自殘行為才能讓他感到安慰，感到自己真的活著，並且接受應得的懲罰。他孤單一人，與他人隔絕，唯一的「朋友」是放在家裡泡在罐子裡的蛇和一具骨骼標本。與他坐在一起，聽他述說那些驚悚又孤獨無助的詭異故事，我必須深入自己內在的同情心與想像力，才能不帶成見與反感地進入他所歷經的可怕現實之中。他接受我的治療的期間，停止自殘、不再製造假想的病症。但是就像許多其他這類有危險行為的病人一樣，他忽然放棄治療，我從此失去他的音訊。這是一段無法持續的照顧關係。

由於我的臨床專長是照會精神醫學，會進入醫院的內科和手術室，診療有譫妄、精神病、憂鬱症及其他心理症狀的個案，儘管我不記得大多數的病例，但是對我而言都一樣重要。這些病患的故事吸引了我，是這些故事造成了他們的症狀，也加速了或阻礙了治療過程。舉例來說，內科住院醫師找我看一名醫師認為罹患了精神病的病患，因為她頻尿、嘔吐，卻診斷不出任何明確的醫學肇因。我簡單地詢問她認為自己出了什麼問題、她怎麼處理之後發現，她來自貧窮家庭、教育程度不高，父親和先生都是水管工，所以難怪她以水管工的觀點看待自己的身體：水流進去之後就會流出來。因為醫師告訴她，她罹患鬱血式心衰竭[11]（congestive heart failure），肺部有積水，所以她理所當然就依照她對身體運作的理解，努力試圖把身體裡的水排出來。

還有病人感到焦慮不堪、因抑鬱而麻木不仁、面對嚴酷病況和教人驚心的治療感覺無望又無助，他們的擔憂通常又因為和工作、家庭、金錢等有關的個人問題而加劇。住院醫師與主治醫師雖然記錄下詳細病史，但是幾乎所有注意力都集中在病人的生物醫學病理、藥理與外科治療等細節上。在我心中，了解病患的生活細節，並且讓病患自己描述對疾病的看法，對於病患的照顧而言，應該是一樣重要。我從這廣袤的經驗領域建構出一套臨床與研究的方法論，許多醫師對此卻似乎不聞不見。我設計八個「解釋模型」問題，誘導出病患與家屬對於疾病的成因、過程和治療方式的觀點，以及對於他們的病症而言，他們認為最重要的是什麼。一開始，我很欣慰這套方法論受到廣泛閱讀與傳授，後來卻覺得沮喪，因為這輕而易舉地又變成例行檢查清單中的另一件公事，在醫務繁忙、診療時間侷促的限制下，不能如我期望地打開對話，一個可以在人性基礎上連結起病患與醫師的工具。我的願景是，臨床醫師能成為病患的世界與其社交網路的民族誌學家，並相信我們可以將人類學和社會學更普遍地運用在臨床工作上。安妮．法第曼（Anne Fadiman）[12]在她造成偌大影響力的著作《黎亞：從醫病衝突到跨文化誤解的傷害》（*The Spirit Catches You and You Fall Down*）中，正是運用了我的研究方法，說明如何以更好的方式治療來自加州赫蒙

（Hmong）社群[13]的病患與家屬。

讓我們來想像一下，你是一位醫師或是護理師，面對一名確診糖尿病但控制情況不佳的青少女，你發現她沒有遵守飲食或注射胰島素的規定。但是為什麼呢？如果你停止追究問題，不去發掘這種行為的原因，你會削弱自己身為治療師的能力，或許會失去改變她行為的機會，對她的健康造成嚴重的負面結果。為什麼我們不去查清楚她對自己的認知、與家人和朋友之間的關係、在校與校外活動的經驗，以及個人的志向和恐懼等等，是如何影響她決定不遵守嚴苛的飲食限制，或是她不願意終生都活在醫療規定的束縛下？探究這些個人和社會，甚至是荷爾蒙的影響（畢竟她還是個青少女），可以打破她毀滅式的自我照顧模式，扭轉現況。是的，這需要時間、需要真正關心、需要認真投入，才能了解這些因子，但如果處理這些因子能帶來正面改變，這就勢在必行。只要將這些案例乘以數十或數百或數千倍，我們就能顛覆近年來衛生經濟學家與政策制定者所依賴的成本效益方程式。

我對於照護的想法持續演變：從耶魯臨床流行病學家阿爾文．芬因斯坦（Alvan Feinstein）[14]身上，我借用但重新定義**病痛**（illness，指的是病患本身對於症狀與身體機能受限的經驗感受）與**疾病**（disease，指的是生物醫學上影響身體失調的過程）之間的區別。我的想法是，**病痛**存在於病患及家屬第一手的遭遇、經歷和反應症狀的方式，至於**疾病**，則是專業人員（生物醫學專業人員、指壓按摩師、傳統中醫師、民俗治療師）就病理上的病因、特性和影響的理解所得到的結論。這是當我與里昂一起工作時，少數意見相左之處，對里昂而言，生物醫學是幾近神聖不可侵犯的科學的一部分，比起其他並非以科學為基礎的醫療，有著更高超的地位。我受到了著有開創性鉅作《科學革命的結構》（*The Structure of Scientific Revolutions*）的學者湯瑪斯・孔恩（Thomas Kuhn）的研究所影響，對他而言，所有的科學都是人為的產物，不會一成不變；並受到布魯諾・拉圖爾（Bruno Latour）影響——他把生物醫學實驗室當作是一座座原民的村莊，用民族誌的方法去研究。此外還有其他大師的影響讓我堅持，即便是我們認定為客觀科學的真實，也必須將其當成社會建構的真相來加以檢驗。

＊　＊　＊

日積月累之下，對我而言，病痛／疾病之間的區分似乎愈來愈站不住腳。畢竟病患愈來愈能意識到疾病，而且會運用生物醫學及其他醫療系統的病理學觀點，來鑑別並治療自己的健康問題。病患及家屬感到自己擁有新的力量，藉由吸收愈來愈多的資訊，在政府和企業的宣導中，他們可以加入自己對病痛與健康的觀點和想法。當然，我們的基本科學知識仍持續演進，畢竟，我在醫學院學過，糖尿病之所以發病是因為胰島素不足，但是研究人員也曾經表示，胰島素受體可能失調，導致某些糖尿病患者體內胰島素反而過多，我們必須重新思考這長年以來的既定觀念。

而且在生物學、社會學和政治經濟的進程當中，存在著持續的交互作用，我曾提出許多簡單的區別方法，並引進以改善臨床實踐，現在理論上則不再站得住腳，或是在臨床上已經派不上用場。在每一段歷史時期，似乎都需要引進一個新的概念性架構，讓專業醫護人員可以專注在病患的病痛與治療體驗，同時病患及家屬需要更完整地理解在照顧上會出現哪些問題，才能提出更適當的要求、更有效地宣導改革。對於病患而言，終極目標，或許不完全是醫學教育工作者、政策制定者和衛生保健系統設計者的共同目標，而是希望醫療能更廣泛地關注到他們的需求和生活。

我在診所與醫院的經驗，不斷地挑戰我對如何行醫的觀點。一天下午稍晚，一名神經外科住院醫師把我找去，哀求我快點到手術候診室，告訴家屬病患已經在手術檯上離世了。我很訝異，我告訴他我既不認識病患，也不認識他的家人，我知道，告訴家屬這個悲痛的事實、完整解釋經過是他的道德責任。「你是精神科醫師，你知道怎麼和人說話，」他拜託我。「好吧，」我回答，「我會幫你，我們一起跟家屬說明。你要明白，我會站在你身邊。面對這樣悲傷的情境，是你的責任，你得和他們在一起，和他們一起承擔這份傷痛。這是件困難的事，但是你一定得做，你也一定做得到。」

我必須承認，很幸運地，這是我唯一一次的經驗，然而這次事件很有力地說明了我逐漸成型的感受：醫師，尤其是高度技術取向的專科醫師在執行工作上出了某種嚴重的差錯。那就好像我目睹照顧在眼前消失了一樣。還有一次，我聽了一些初級照護機構的醫病互動錄音帶。一名醫師與一名未經培訓的翻譯一起工作，這位翻譯正好是一位年邁病患的家人，病人在家時非常憂慮。醫師要翻譯問病患是否一直聽見聲音。醫師之所以這麼問是為了知道病患是否患有精神病和幻覺。「是，」病患以中文回答：「我可以聽見你和醫師的聲音。」發譯人員，也就是她的家人，則以英語回答醫師：「是，她說她可以聽見聲音。」這委實是個啼笑皆非的誤解，但其結局可以是非常危險，因為強力抗精神病藥物處方對於非精神病患而言，有著強烈的潛在危險副作用。後來才發現，她憂慮是因為擔心家裡的經濟狀況。我可以了解中英翻譯過程中可能產生的混淆困惑，於是更正這個醫學錯誤，避免了可能發生的嚴重後果。但是我仍然無法理解，為什麼醫師不能找一個受訓過的醫學口譯員，或者是向不明瞭狀況的病患家屬解釋清楚自己（指醫師）想要了解的是病患是否產生幻覺，而不是聽力是否有問題。

許多找我評估的病患抱怨，他們無法獲得關於自己的病痛和治療狀況的說明，或是幾乎不明白到底出了什麼問題，這就像是獸醫在為動物看病一樣。我在一次電台訪問中提到這個譬喻，受到獸醫嚴厲（而且恰當）的指教，他解釋獸醫一直很了解動物，會跟主人詳細解釋動物的問題、應該如何治療。我或許比喻失當，但是重點不變，醫病溝通的嚴重問題並不是什麼新鮮事，已經存在數十年之久。我要大膽地說，近年來這個問題更加惡化，隨著醫師和病人之間的電子科技日益複雜，機器經常需要收集大量資料，以至於佔去醫護人員許多時間，也消磨掉他們深入調查病人生活與需求的意願。醫院病房中醫師查房與療程的快節奏經常讓醫護人員無暇與病患、家屬好好交流，充其量就是治療和復原過程中同行的旅客。對於新進醫師而言這是十分令人挫折的，他們期待的高品質照顧，被資源不足且壓力超載的醫療院所所孕育出的冷血無情世界所抹殺。這令我想起一位年輕的住院醫師曾滿腔熱血地說，他原來想成為一位老年醫學專家，但在上面嚴厲命令下又度過了漫長折磨人的一天，毫無喘息餘地，甚至沒有吃飯時間，也沒有督導支援，他因為疲憊、憤怒和絕望而啜泣，「我以前很喜歡老人家，但現在我不在乎了。」像這樣不人道的工作經驗，不只是讓一些醫師和護理師變得更加封閉以求自保，也會導致焦慮、憂鬱，甚至自殺。

許多病患的待遇也沒有好轉，尤其是在公立醫院，資源遠遠地供不應求。根據美國國家醫學院（National Academy of Medicine）最近的報告指出，對於外科病患的術後居家照護，醫師與護理師極少與病患溝通，病患手術結束後待在醫院一兩個晚上，回家之後困惑又擔心，負責照顧病患的家人完全不知道要如何處理病患身上的引流管。大多數家屬從未得到任何居家照顧的說明指示。還有比這種沉默無語更要命的嗎？顯然地，在五十年前就讀醫學院時就存在的嚴重問題，不斷地蔓延長成今天衛生保健的危機。看著醫療照顧品質每況愈下，我愈來愈沮喪挫折。

＊　＊　＊

一九七四年，我在不同的醫學及社會學出版品上發表了四篇文章，或多或少定義了我接下來四十多年在照顧領域的工作內容。其中一篇文章將醫療當成一種文化系統來檢視，並提出質疑，對於醫護人員而言，文化的視角分別是釐清了或模糊了哪些問題？換句話說，是醫療文化本身製造出這些問題嗎？另一篇文章則提出涵蓋更廣的醫療保健模式，當時的公共衛生保健系統嚴重忽略了家庭和人際網路所提供的照顧功能，而在這套模式裡卻格外突顯，而且從非專業人員的角度來看，專業與民俗醫療在更廣義的照顧系統中是重要的組成要素。這套系統並不是由醫院或診所界定，也不是由公共衛生專業人士來決定，而是由病患與家屬的利益，以及他們為了獲得利益所尋求的資源來定義（很顯然地，藥廠與醫療器材公司知道公共衛生專家並不知道這點，愈來愈頻繁且直接地針對病患與家屬放送廣告）。

在這些文章中，我呈現了那些將形塑我的志業的啟示。首先，醫療措施只是更廣泛的照護實踐的方式之一。其次，照顧本身，是基於病患與專業護理人員在病痛與治療經驗中真正重要的事項，而且隨著專業、個人及社會因素的差異，重要事項的內容也有所不同。第三，這類以病人為主的取向研究，不只適用波士頓和美國其他地區的衛生保健，也適用於我曾觀察、研究的台北，以及之後的長沙。藉由這個跨文化的比較，照顧／護理不只是專業或非專業的議題，也是一項社會議題。我認識到，病痛與照顧牽涉到一個社會是由什麼所定義，兩者是分不開的。此外，由於我可以在自己的研究中全面審視不同的社會，而且透過我的閱讀探索世界上的許多其他社會，在某種程度上，我可以看到，對於世界各地的人類生存狀況而言，這是不爭事實。我可以看見衛生保健系統在最早期階段的全球性變化：官僚監管單位大幅擴編、公共與私人資金氾濫、專業自主權喪失、照顧者無產階級化、大藥廠與醫療保險公司的影響力大幅擴張等等，製造出現今全世界普遍存在的問題。

對於見多識廣的現代人而言，我所寫的大部分文章或許不是那麼激進或具有啟發，但是在五十年前，這對於業餘或專業人士都不算一般常識。照顧的領域、我們如何了解與實踐的方式，都有了根本的改變，而無論是改變之前或之後，我都在場見證。

＊＊＊

一九七六年，我收到了兩份工作邀約，一是留在哈佛大學的機會，在公共衛生學院擔任非永久職位的助理教授，同時兼任衛生與社會行為學系的主任。這個工作可以讓我留在我所學習的導師圈內。另一份工作機會是西雅圖華盛頓大學的精神醫學與行為學系的終身副教授，同時兼任人類學系副教授，這是一個我們幾乎沒有任何關聯的地方，也是從未生活過的城市。儘管哈佛大學的職位非常迷人，但是卻無法提供我對人類學這個新愛好更深入學術探索的機會。瓊安只花了兩分鐘就做出對我們一家人命運的決定。我們前往西雅圖與華盛頓大學，我取得終身職位，這表示我們的生活會更安定、更有自主權。儘管我當時並沒有表現出來，這其實也是一種重要的照顧，對我們一家的未來及我們每個人發展的照顧。

註釋

1 譯註：克利福德．格爾茨，美國著名文化人類學家與象徵人類學家。

2 譯註：里昂．艾森柏格，美國著名兒童精神醫學家，社會精神醫學家和醫學教育家。

3 譯註：卡蘿拉．艾森柏格，美國精神科醫師，是麻省理工學院首位女性學務長。

4 譯註：賈克．莫諾，法國生物學家，獲得了一九六五年的諾貝爾生理學或醫學獎。

5 譯註：尼古拉斯．丁伯根，荷蘭動物行為學家與鳥類學家，一九七三年獲得諾貝爾生理學或醫學獎。

6 譯註：魯道夫．菲爾紹，德國醫師、人類學家、病理學家、史前學家、生物學家、作家、編輯和政治家。

7 譯註：威廉．里弗斯，英國人類學家，神經學家，人種學家和精神病學家。

8 譯註：梅文．蘇瑟，著名南非社會運動家、醫師和流行病學家。

9 譯註：保羅．法默，美國醫學人類學家和醫師、哈佛醫學院全球健康和社會醫學系系主任。

10 譯註：金墉，美籍韓裔醫學教授與公共衛生學者。

11 譯註：心臟無法搏出足夠的血液來滿足身體組織代謝所需，導致組織灌流不足，而出現周邊組織缺氧、肺水腫、心悸、水腫等症狀。

12 譯註：安妮．法第曼，美國散文家兼記者，涉獵範圍包括文學新聞學、散文、回憶錄和自傳，曾獲國家圖書評論家獎。

13 譯註：十八世紀南遷至中南半島的苗人後裔。

14 譯註：阿爾文．芬因斯坦，臨床醫師、研究人員與流行病學家，對臨床研究，尤其是他所定義的臨床流行病學領域具有重大影響，被認為是現代臨床流行病學之父之一。

06 西雅圖，黃金時期

我們來到西雅圖，也就象徵著我們一家人開始長期穩定平靜的生活，對我和瓊安而言，則是更高的工作效率。這的確是我們成年後的巔峰，但事實上，開始上班的最初幾天讓我重新思考我們是否真的做出正確決定。當我正要前往新辦公室時，聘請我來的精神醫學系系主任正好和我搭上同一部電梯。他親切地問我是否滿意這份終身教職，他說他可是卯足了勁爭取，才得以聘請我來。「那是當然。」我以大大的微笑回答他，接著，他邀請我到他的辦公室談談「其他小事」。

他急著要我走馬上任，把有些「細節」遺漏了，完全沒有清楚交代。原來是，他除了要我管理社會與文化精神醫學分科之外，還要我擔任諮詢會診精神科的主任，當病房中專科醫生認為需要評估病患的精神狀態或特別注意時，就會找這科的醫生幫忙。而這原就是我在哈佛大部分的臨床工作。我臉色發白、腦袋急速轉動，拚命思考我是否能扛起這個臨床重責大任，同時兼顧好人類學系的教職，還有已經規劃好、經費也到位的每年夏天到台灣的研究，以及最重要的一點，我有好幾本書的構想，非得寫完不可。

「聽著，」他輕笑著說，「你遲早會習慣，而且這工作沒有聽起來那麼繁重。別把我們六家醫院想得太困難——每家醫院都有很好的主治醫生幫你，你只要監督教學、研究和臨床服務的品質。」六家醫院的臨床服務品質！這聽起來就是不可能的任務，我不敢想像如何達成目標。

在極度不安的心情中，我走到六位被分派到我部門的住院醫生面前自我介紹，他們正聚集在系主任辦公室門口。我將成為領導他們的人，但其實我才接受完訓練一年而已。他們帶我四處看看，告訴我怎樣走到內科病房。腸胃科主任是位世界知名的專家（四年後，他為我治療我在中國罹患的疾病），他走向我們這群人，對我自我介紹。

他面無表情地說：「我知道你是從麻省總醫院和哈佛來的，在那裡他們相信有那麼一回事，但我想你應該知道，在這裡，我們可不信腦子對腸子會有什麼影響。」我驚訝地站著，想著我有沒有聽錯他說的話。心智對於腸胃系統沒有影響，這種說法十分荒謬，令人難以認同。數十年的研究、數百篇的論文都證明，這兩者之間有著強大的關聯性。我搖搖頭走開，心想這真是個沒頭沒腦的野蠻人，更擔心我到底跳進了什麼樣的火坑。之後我發現，這位主任說的並不像當天稍早精神醫學系主任那樣句句算數，他是在開玩笑。我還在為了這份難以駕馭的新工作感到頭昏腦脹，冷不防又撞上移植外科教授（我們後來變成朋友）。他用食指戳了戳我，幾乎是大叫著說：「克萊曼，那些來看我病人的精神科住院醫生和我不對盤，我以後只允許你來。」

我慌張地抗議：「可是這裡是教學醫院，所有病患都必須接受精神疾病鑑定。我不可能診斷所有人，就算是住院醫生也應付不來，他們還有很多別的事要做。」

「不，我的朋友，我只要你。」說完這句話，他就走了。

也許就在這個節骨眼，我身上出現了臨床上輕微休克大部分的症狀，我一個字也說不出口，那天剩下的時間也說不到幾句話，這可說是我這輩子最糟糕的日子之一。我怎麼可能在這裡好好做事，同時繼續早規劃好的學術工作？那天晚上，我很認真地問瓊安，她是不是已經把所有家當都拆箱了，她說還沒。我建議她先暫停，那天情形實在太慘澹，我們或許得滾回波士頓。

「放輕鬆，」她說，面帶微笑，揉揉我的肩膀和背，「情況會好轉的，明天是你的人類學日！」

她說得沒錯。隔天我到了系辦公室，問行政人員怎麼去研究室，我當天要去授課。

「哦！不！」她說，笑了笑，「你不是在研究室，也不是在我們的演講廳，你得到對面的大演講廳去。」又一天，又一個震驚。我一直以為自己要面對大約三十名左右的學生，教授關於醫療人類學的入門討論課，差不多就是我在哈佛時的課程。可是我從來沒開過講座課程。我記得腦中還在思考，一開門走進演講廳，竟然超過四百名學生，我一定看來像是轉身就要拔腿逃跑，因為其中一位研究生助教抓住我的手臂，把我介紹給她的五或六位同事們，他們看起來就像蜷縮在角落一樣。「我們不得不把學生拒於門外，」她輕聲說：「還有更多的學生表示他們想上這堂課。」

無論如何，我居然走過來了，撐過這堂講座，也熬過第二天，接著度過了混亂瘋狂的頭幾個星期。拚命工作對我來說是家常便飯，但是這麼龐大的工作量把我推向另一個境界。漸漸地，我開始習慣超載過量的工作表和令人精神錯亂的生活步調。久而久之，一旦我發現自己適應自如，就像瓊安說的那樣，我開始茁壯，她知道我辦得到，我可以在這個環境下建立自己的計畫和目標，並按照我認為合適的方式完成工作。

* * *

當瓊安進行她的中國語文與文學研究生作業、並掌管家務的同時，在西雅圖這六年，我的事業蒸蒸日上、聲譽遠播，我在台灣進行的研究計畫為我出版處女作《文化脈絡下的病患與醫者》（*Patients and Healers in the Context of Culture*, 1980）打下基礎，這本書成為醫療人類學的開山文本，更早之前我創辦了一本新科學期刊《文化、醫學與精神醫學》（*Culture, Medicine, and Psychiatry*, 1977），至今仍然受到熱烈回響，還伴隨一系列叢書，但是已經絕版了。我投身於不同階段的教學：大學生、研究生、醫學生和住院醫生；還有大量臨床工作，看了幾百名的病患——有些是在我提供諮詢服務的疼痛治療診所，有些是在醫院病房和外科病房，還有一些是在我的私人診所。回頭來看，連我自己都難以相信我完成了上述一半分量的工作，更不要說是全部了。能夠如此深入臨床工作，是我夢寐以求的事。隨著歲月流逝，我開始在人們的症狀、社交生活，以及他們相信自己與所愛的人面臨著攸關生存層面的風險之間建立起連結性。我建立起幾個新觀念，關於文化如何塑造人們抱怨的模式和方式；每一次病痛經驗會如何形成獨特的社會過程；除了怨言的喧鬧及苦惱的證詞，病人的生活故事如何具有可供認知、辨識的獨特主題與動機。藉由熱心傾聽，加上心理治療師對於人的內心世界的敏銳度，我們可以聽見這些說出口的話語背後，那聲調帶有細微的強弱變化；這些抑揚頓挫與情緒的低落和憂鬱有關，這些狀況會藉由語調直接傳達出來。理想上，這類細心專注的治療方式，可以打破危險且破壞性的疾病行為周期，比如病患不遵守醫囑，或是誇張病況引起他們需要的關注，或者相反地，否認病情的嚴重性和治療需求。此外，我學會了如何向學生展示說明這些臨床研究，因此與博士後研究員和其他實習生一同進行的臨床巡診變成了小小的演出。面對華盛頓大學綜合疼痛治療中心的慢性病患時，這種情形最為明顯。

珍妮佛・威廉斯（Jennifer Williams），一名單身的中年會計師，兩年多來，她因為下背部疼痛而不良於行，因此來到這所家喻戶曉的治療中心就診。無論是初級照護醫師或是來會診的其他三名骨科和神經外科顧問醫師，都無法說明造成她疼痛的原因，影像檢查和其他檢測都沒有明顯病理徵狀。她被歸到無法解釋的症狀／慢性疼痛的類別。她的家人和朋友都放棄了，懷疑她抱怨的疼痛並不是「真的」。她感覺羞恥，自己竟然成為「長期抱怨者」。珍妮佛的公司也失去耐心，因此她正與公司和身心障礙體制進行協商，爭取工傷賠償，這麼一來就不用再回去工作。她認為是工作造成她的疼痛更加惡化。她也因為要求以鴉片止痛，和她的初級照護醫師之間關係緊繃。珍妮佛具有所有憂鬱症的症狀，加上嚴重的藥物成癮症狀。

她告訴我，沒有人相信她到底有多痛，讓她感到徹底絕望。我告訴她我相信時，她顯得很驚訝，圍繞身旁的實習生們也都嚇了一跳。我解釋說，我的意思是，我相信她的確感到背痛得厲害。顯然地，醫生因為不確定造成她疼痛的病因，所以質疑她不良於行的狀態。但我卻對於她因為疼痛而飽受折磨毫不懷疑。之後我與她長談。她告訴我一些從未對其他醫療團隊說過的事。珍（她喜歡人家這麼叫她）獨自生活，沒有親近的朋友。她把眼光望向地板，臉色轉紅，啜泣著告訴我，她從小就體重過重，因此受到許多羞辱和霸凌。更糟的是，她曾經遭到年長學生的肢體攻擊和性侵。一連串的悲慘事件導致她自殺未遂，此後她有段短暫時間被迫住進精神病院治療。從那時候起，她責怪家人辜負了她，沒有支持她，之後她離家出走，始終感覺與家人十分疏離。她緊握著我的手不斷重複地說：「我是個失敗者，我完全沒辦法掌控我的人生。我不只是背痛，那痛一路直達我的腦袋，讓我一敗塗地。」

我告訴珍，面對如此駭然、幾乎將人吞沒的苦痛，她表現得十分勇敢，實習生聽了全倒抽一口氣。「妳已經盡力面對這樣的不幸了，妳的勇氣超乎常人，接下來，讓我們來幫妳。」我告訴她：「讓我們用適合妳的方法治好妳的憂鬱症和疼痛。遭遇這樣的傷痛，無論是誰都會抑鬱難過，不論是妳的背痛、頭痛，或是人生的苦痛。」

珍感謝我，並告訴我，我是她遇到第一個真正了解她的醫生，我明白她的人生是如何受到蹂躪摧殘。離開她之後，我們走進附近的研究室討論她的病情，實習生個個覺得難以置信，短短幾分鐘內，我就引導她說出這好幾年來其他醫生們都不知道的生命故事。「這不是在變魔術，」我告訴他們：「很可能是他們在問話時，從來沒有讓她感覺到醫生是和她站在同一邊，不只是對於她遭受的病痛，而是對她的人生故事感興趣。當你與慢性病患談話時，首先要明白，他們通常深陷嚴重痛苦的狀態中，他們是真的感到疼痛，卻受到醫生和家人的懷疑，因而造成雙方互不信任，在這樣的關係裡是不可能進行治療。快刀斬亂麻——告訴每位你遇見的病患說，病痛是千真萬確的，而且你相信他們（這是假定其中裝病好逃避責任的人只有少數），你也可以告訴他們，儘管他們遭受的的痛是千真萬確，還是不確定是什麼造成疼痛，所以你必須想辦法弄清楚。以我的經驗，大多數病人會感謝你，並且接受治療，好處理憂鬱症與自己個人或社交上的迫切問題。循序漸進地，這類治療常常會改善病人的心理狀態、社交關係，並讓他們願意接受運動療程，因為這個方法至少能減輕疼痛的影響（又一次地，以我的經驗而言，身體和心理兩方面都會好轉），讓他們更有活力，因此減輕活動上的障礙。最好的情況是，他們的身體功能會完全恢復正常，但是大多數時間，他們會持續感到疼痛，只是不再那麼嚴重，因此得以改善他們在家的生活或工作狀況。」

的確，當珍接受心理治療和抗憂鬱藥物，來治療憂鬱症與其所造成的生活各種問題時，情況明顯有所改善，她可以去看物理治療師，開始與營養師配合進行減重計畫，並且和體能訓練師合作。即使之後她憂鬱症發作，仍繼續接受心理治療，面對心理創傷、性侵害、自我形象與性別認同的問題，以及她與家人之間極度緊張的關係。上一次我得到她的消息，已經距離我們之前一起面對她的議題三年了。她減掉很多體重，改善了自我形象，積極練習瑜珈，而且在一家更大、更支持她的公司上班，還因為盡責受到升遷獎勵，也和一位所愛的女性交往。她由衷地感謝我，她說：「只有你一個人對我有信心，相信我說的話。你了解我那時候有多麼痛苦。我沒有告訴你我想過自殺，在這件事上我對你說了謊。但是如果我處在那麼糟糕的狀態繼續下去，再過一段時間我可能就會試圖自殺。我希望所有你教的學生都能像你一樣，變成一位好醫生。謝謝你。」

我用這個案例告訴學生一個重點，衛生保健的官僚制度導致醫護人員嚴重缺少關懷和提供照護。醫生將大部分的時間花在僵化的官僚作業，比如填寫表格、檢查大量的測試結果、跟保險公司的代表講電話、跟保案經理爭論，因此沒時間和病患多聊兩句，諸如此類。他們靠著簡單的診斷和制式的、不假思考的治療方式就能獲得報酬。而你，身為一名病患的價值，只有病況是否符合收取費用的標準而已。在如何診斷病患與評估他們真實人生所發生的種種問題上，正在喪失判斷上的細微性、模糊性、複雜性和敏銳性。如果你只注意病患的疼痛，只以疾病的觀點來思考疼痛，就會錯失疾病的背景脈絡，也就是受苦者的生活，以及運用這些重要信號把疼痛理解成溝通的機會，因此也失去機會以對臨床有幫助、甚至可能改善導致疼痛的要素、進而減少負面效應的方式，來參與溝通。

我回頭將醫療當成一種官僚體制度來思考，德國社會學家馬克斯・韋伯（Max Weber）[1]評論官僚體制的重點是**效率**，而效率需要將人類行為簡化，甚至單純地合理化，因而移除了所有自發的、情緒的、道德上重要的，以及深刻的行為；換句話說，就是移除了那些最人性的行為。我們身處的醫療時代正闡明了韋伯的理論。

* * *

因此，我在華盛頓大學所進行的教學巡診，之後也在我於哈佛醫學院和附屬醫院（尤其是當時的劍橋醫院）的大部分學術生涯中繼續實施，這類巡診可以讓我在示範問診技巧（這大概是我唯一可靠的研究技巧）的同時，教導如何以人類學、倫理和全球衛生的觀點來看待特定病例，藉以協助解決這些個案所帶出的臨床問題。這套教學策略也呈現更大的主題，比如：種族、倫理議題、性別、社會階層、貧窮、無家可歸等，是如何普遍影響了病患、醫護專業人員與衛生保健系統。

在學生觀察過我如何問診之後，我與他們交談、鼓勵他們運用批判性思考來看待眼前的問題。這些對話形成了學術研討會的內容，學生可以討論為何歷史、社會理論、民族誌可以直接應用於臨床上，這些討論也是基礎，讓學生得以更廣泛了解影響衛生保健系統和使用這套系統的人們的社會過程與結構。因此，勞勃・默頓（Robert Merton）[2]所提出的「社會干預始料不及的後果」這項觀念是非常有用的方式，可用於了解單一「一刀切」的醫療介入為何常會引發更多問題，例如用來控制慢性疼痛的外科手術可能產生副作用，反而惡化或延長疼痛（這種問題的解決，需要有一個完整的團隊來探究種種相關因素之間的交互影響，同時提供關懷照顧關係。這所疼痛治療中心針對這方面的研究的確是首創，之後變成了癌症照護的標準流程）。默頓，這位美國社會學家認為，我們的「陳年積習」（rigidity of habit）和「立即急迫性」（the imperious immediacy of interest）精確地描述了醫護人員處在必須迅速採取行動以緩解病患痛苦的壓力下所呈現的狀態——總是讓我們對自己的行動所導致的出乎預期的惡果視而不見，譬如只開立鴉片類藥物來治療慢性疼痛。想像一下，將這樣的觀察放到全美國來看，把藥廠的財務動機加進來，還有大部分衛生部門追求利潤至上，以及那些負擔不起醫療保險的人們的危險處境，我們至少開始了解這場「鴉片危機」[3]的原因之一。

很類似地，米歇爾·傅柯（Michel Foucault）[4]提出「生命權力」（biopower）的概念，指出醫療行為可能成為政府控制的一種手段，這有助於學生們思考止痛藥物管理政策預期達到的效果，這些政策讓政府得以介入臨床照護的過程；或是疼痛與失能的關係，美國的身心障礙系統主要影響了勞工階層，這在我們國家是重新分配收入的特定手段之一。早期照護醫療化，被定位成一種社會福利議題，正如貧窮及其對人類生活的影響，這為我們提供了另一個例子，可以說明衛生保健系統服務的目的，遠遠超過了醫療範圍，並呈現出我們的社會是如何受到規範和治理。對於學生而言這是機會，讓我們可以討論醫生一方面扮演把守社會資源的守門人這令人挫折的角色，卻無法解決各種形式的社會苦難，比如貧窮，而帶來的無能之感。也許在深刻了解為什麼專業照護會毀在令人沮喪的官僚作業，因而導致理想幻滅後，醫學生和年輕醫生可以保護自己免於被消磨殆盡。

同樣地，我向學生介紹關於當地道德世界（local moral world）的觀念。所謂道德世界，指的是我們歸屬的人脈網路與組織等團體中受到重視的價值觀，這些價值觀和我們內在的是非觀念可能並不一致，這可以為他們做好心理準備，以面對在營利醫院中執業的現實環境。在這種環境底下，對於提供高品質照護的要求，與盡可能減少支出成本的限制、創造讓股東滿意的收益，這兩者之間經常彼此衝突。也許這些學生得以洞察、看透衛生政策部門把治療的量化評量看得比病患的主觀的抱怨更重要，這樣的風氣會扭曲照護品質的意義。或者，也許他們會學到透過病患的雙眼來觀察，強調提高效率明明讓一家診所在當局人士眼中看來運作良好，卻因為讓醫生離開他提供照顧的核心工作崗位、並堅持她花更多時間坐在電腦螢幕前作業，或是和保險業務代表磋商，造成照護品質下降。我發現，這樣的教學策略會讓學生和醫護人員睜大眼睛，去看清楚巨大的社會經濟與政治力量是如何形塑了他們的專業生涯，以及為什麼如果他們想要維護衛生保健系統中的照護品質，他們就需要以富有知識的市民身份，在這社會的民主制度中扮演熱心參與、主動積極的角色。

我的許多學生離開時感到他們必須參與社區倡導工作、政策制定和實際行動，以抵抗我們這個時代居主導地位的社會力量，比如政府法規正在侵蝕破壞他們所付出的照護努力。

＊　＊　＊

我開始將人類學的研究生納入這些醫院巡診，我們還為巡診取了個有些饒舌的名字，叫做「臨床應用人類學巡診」（有位藥劑師很訝異，「人類學巡診」曾經查診訪視過她的母親，她笑著問說：「你們覺得我媽怎樣？是穴居人嗎？」）我試著把我合成世界裡的民族誌、社會理論、診斷、心理治療等各個面向，整合到針對臨床醫療的人類學研究取向當中，尤其是與慢性非傳染疾病的病患有關時，比如關節炎、氣喘病、糖尿病和慢性心臟病。對於這類病患，即使只是改善百分之十的功能，都會帶來十分驚人的差別，從無法動彈、待在家中，變成可以自由外出探索世界。通常，只要給予病患精神鼓勵，家人提供照護，並且配合治療方案來補強改善病患的生活環境，就可以達成。

威利斯．瓊斯醫生（Willis Jones，匿名），上了年紀的他是來自華盛頓州東部鄉下小鎮的初級照護醫師，由於罹患頸椎退化性關節炎，造成他上背部疼痛難忍，超過十年之久。他試過非常多種藥物，仍然無法緩解背痛，因此動過四次手術，卻只是讓右手可以舉高一些，止痛效果則微乎其微。他臉上露出最痛苦最疲憊的表情告訴我，在把疼痛程度分為一到十的主觀疼痛量表中，他最痛的程度竟然高達十五！

瓊斯醫生太太的年紀快八十歲了，兩名成年女兒都來到疼痛治療中心陪他。我記得當我走進問診室時，他們一家人等著我，瓊斯醫生坐在一把直背椅上，戴著頸圈和頸枕，手放在海綿橡膠的扶手上。他穿著一件寬鬆而合身的格子襯衫，銳利、有角的臉上，神色清醒而充滿警覺，眼神充滿恐懼，他的太太和女兒也挺直背坐著，散發出一樣恐懼憂慮的氣息。

房間裡洋溢著緊繃的沉默，感覺就像他們四人正等待什麼可怕的事情發生。我的第一印象是，這一家人都困在痛苦的牢獄之中，恐懼任何可能讓情況更糟的事情發生。當我們談話時，我發現實情相去不遠。疼痛是這個家庭的一份子，他們重複這麼說。當他的太太和女兒說明他感到劇烈疼痛一直從頸部到上背和手臂，我聽他們訴說，沒有任何懷疑，就連自己也受到這個疼痛所控制。他們一家人就像是走在碎玻璃上，相信隨時會發生緊急情況，吞噬掉每個人。他們無法忍受這種緊繃，我也受不了。即使是在最初一小時談話的時間裡，我能感覺到他們的疼痛正鑽進我的身體。

瓊斯醫生的痛苦和恐懼將他團團包圍，以至於他沒能注意家人所受的苦。他們害怕事情會愈來愈糟，所以不敢開口和他討論自己的焦慮。他們給予照顧的反應本身實際上已經成為痛苦的一部分，因而放大了疼痛，而不是減緩。我們通常不會這樣看待照顧的特質，但是幾世代的家庭治療師都表示這種情況會發生，而且並不少見。我們關係中的糾葛與症狀之間息息相關，以至於幾乎和我們的病痛經驗緊密結合。我曾經引介一個饒口的字眼

「社身關係」（sociosomatics）來解釋這樣的過程。一般所使用的字眼叫做「心身關係」（psychosomatics），對我來說稍嫌不足，因為這種說法把有著舉足輕重作用的社會過程給晾在一邊，單單只以病患為中心，忽略了周邊環境。無論我們怎麼稱呼它，放大症狀是千真萬確且有影響力的，減輕症狀也一樣貨真價實且深具影響。在這個情況下，治療是針對這一家人，以及用藥物治療瓊斯醫生潛在的憂鬱症，稍微緩解了他的症狀。這小小的改善造成了大大的差別，儘管如此，對於瓊斯醫生和家人來說，讓他們打破惡性循環，重新建立起家庭足夠的正常功能，體驗更圓滿的生活。

我評鑑過數百名的慢性疼痛病患，治療過數十人，通常是與疼痛專科醫生、心理學家、護理人員、社工和物理治療師所組成的團隊合作，也研究患有疼痛的病患，以及慢性疲勞症候群、患有身心症（主訴是生理症狀）的憂鬱症病患、被汙名化、進入臨終狀態、多種嚴重障礙的病患。

我從中學習到，不管來自哪裡，這些病患身上有許多共同點，他們經歷慢性疼痛、疲勞或是其他症狀和障礙等，他們的醫生認為這些症狀和障礙並無法用他們可以記錄的傷害或疾病的程度來解釋。這些病患，就像珍妮佛．威廉斯一樣，感覺自己不受尊重、不被信任。他們經常被醫生或其他專業醫護人員惹惱，因為這些人不能或不願意接受病患正承受嚴重的病痛之苦，或是不肯認可他們千真萬確的痛苦。這些反應是因為對於判斷疾病與正常之間的邊界，照護人員的角色無所適從，讓專業照護人員感到不安。要發揮真正的治療者的功能，這些專業醫療人員必須肯定並認可病患、他們受病痛折磨的經驗，以及他們想要成功治癒的渴望。只有這樣的尊重，也就是真誠深刻的關心，才能重建醫病之間的信任。他們的所作所為必須是個照顧者，而不是守門人，他們必須充分準備好在情感和道德層面激勵病患、家屬。

琳達・霍威（Linda Howe），二十八歲，罹患慢性疲勞症候群有兩年之久。一位醫療技術人員做出許多種可能的診斷，從萊姆病（Lyme disease）[5]、早發性多發性硬化症（early- onset multiple sclerosis）、纖維肌痛（fibromyalgia）、裝病，最後是憂鬱症（我就是因此接觸到這個案例）。她與家庭醫生的關係非常糟糕，因為她知道醫生並不信賴她，或是不相信她真的「有什麼問題」。醫生的猜忌與懷疑在家人中蔓延開來，她感覺不能再指望家人真心同情她、以實際行動支持她。當我說我相信她說的話，這麼簡單的一件事卻讓她十分訝異。

「妳的症狀是真的，」我告訴她，「這是妳所感受到的，而妳的醫生找不到生物學上的病因並不是妳的錯。我明白妳一定感覺很難受，沒人相信自己，等於是自己經歷的現實遭到了否定。妳的折磨痛苦當然是真的，我們只是還不知道如何以醫學方法加以診斷和治療。」

當她突然哭起來時我並不驚訝，而當我讓她的醫生、家人和我一樣，去認可、肯定她的症狀，她抱怨的不適、症狀及其造成的問題便漸漸消失了，我也不覺奇怪。姑且不管到底是什麼生物醫學問題造成病因，琳達都因為缺乏照顧而飽受折磨，照顧就是解藥。

我見過許多這樣的病患，大多數情況下，認同、肯定這麼簡單的照顧行動證明都做得太少、來得太晚。慢性病管理中的大問題，正如我所指出的，在於照護關係要如何幫助病患。正如我已經說明過的，照護的失職是助長當前藥物濫用的要素之一；當專業醫護人員的無助感和「做點什麼、任何事都可以，只要能減輕症狀」的責任感相互牴觸時，經常下一步動作就是開立強效藥方，一次又一次，結果就是病患依賴藥物成性。但是這類醫療疏失不只發生在疼痛病例上，在所有慢性病況上幾乎都會出現。我們不難明白，醫生是如何選擇權宜之計，而不是投入真正的照顧所需要的時間和關注。想當然，這樣惡質的選擇又會如何增加病患的問題。

其他病患向我說明了照護不足的其他狀況。但是往往當病患轉診給精神科醫生時，也就表示醫療專業人員基本上是在怪罪身為受害者的病患，其實真正的禍首是照顧的方式粗糙或不夠周全。儘管如此，醫生和衛生專業人員也不該肩負起所有的責難。家庭也一樣，提供照顧時也會有不周到的情況，加重病患的負擔。因此家庭照護的品質也可以加以改善。

凡妮莎・傑克曼（Vanessa Jackman）是一位六十五歲的建築師，也是祖母，她的丈夫勞勃比她年長十歲，曾經罹患中風，造成他說話能力受損而且不良於行。凡妮莎向我吐露她就是無法習慣勞勃的狀況，他的行動緩慢許多，當他們離開市郊的大宅到世界各地旅行時，她會對勞勃失去耐性，他說話的障礙和步履蹣跚讓她沮喪不已，而她尖銳惱怒的反應又會激怒勞勃，讓他的障礙更形明顯。她不安地察覺到這種危險的動力，為此感覺罪咎，勞勃也發現了，情況因此雪上加霜。他們的照顧動力已經轉變成苦果，每況愈下，她心煩到最後再也不和丈夫一起出門，兩人的生活愈加侷限、隔絕。

我以藥物治療和談話治療來對治他們兩人的憂鬱症，但又一次地，似乎是他們對自己世界的坦誠對話，打開了一條路，因而改善了現況。談話治療的重心在於，他們的照顧和關係的其他部分可以如何改變，又需要改變什麼。凡妮莎需要休息，出門、離開，需要控制自己對丈夫行動受限的情緒反應。勞勃也是，需要努力找到方法，幫助減輕彼此關係的挫折感。六個月後，凡妮莎發現這些小小的改變讓他們的生活有了大大的不同。再一次，我深感臨床治療師需要把照顧關係視為病痛經驗的關鍵部分來處理，才能幫助病患和家屬雙方都有所轉變。

正如現在大家普遍所知的，焦慮症具有感染性。當一名真的很焦慮的人進入家庭或診所時，每個與他接觸過的人也會開始感到焦慮，我們可以在瓊斯醫生的疼痛經驗和凡妮莎丈夫的行動障礙中看到。焦慮會讓患有氣喘病的青少年陷入生命危險，控制焦慮有助於她度過危機（班醫生沒說錯）。憂鬱症也會以類似方式運作：失去和失敗的經驗會引發無助或是無能為力的感覺，並且侵蝕一個人的自信。這些懷疑和絕望的時刻會逐漸消耗並淹沒我們，讓憂鬱症更加惡化，這些情況在我們提供照顧的過程中經常發生。我住在西雅圖的期間，曾對治許多罹患憂鬱症的家庭照顧者，他們對於罹患末期病症（例如慢性鬱血性心衰竭、腎衰竭及癌症末期）的家人而言是慈愛的照顧者，但照顧本身對他們來說可能導致憂鬱症，甚或是造成他們憂鬱症惡化的元凶。這樣的惡性循環減低了他們照顧家人的能力，造成照顧者放棄、筋疲力竭，或者至少也會讓照顧變得更加辛苦艱難。即使是在一九七〇年代，人們知道治療病患的憂鬱症便可以舒緩他們的疼痛和苦難，讓病患願意忍受更具挑戰性的治療方式。但是我學到的是，這麼做也可以改善他們的家庭照顧工作，反過來更有助於他們為臨終的家人創造更好的環境。很明顯地，像我這樣的專業照護者，不只能夠幫助交付給我們的病患，還可以改善照護關係，提供病患支持並幫助他們承受必須承受的一切。

* * *

我在這六年裡遇過的案例愈多，愈能了解家庭照顧的動力，並研究該如何加以強化。另外，我得以調整好自己的立場，理解照護在專業研究取向上的強項和弱點。我發表了這些研究結果：藉由治療憂鬱症和焦慮症，改善照護關係的品質，強化對慢性病患的治療。這些發表讓我得以協助形塑逐漸受到矚目的醫療人類學領域，讓人類學與臨床的關係更加緊密，同時指出新的臨床照護方法，尤其是當時的「整體」、現在則是「以病人為中心」的初級照護模式。我的成功就在眼前，於是我用盡所有方法追求。里昂．艾森柏格說服哈佛給我機會擔任終身職教授，讓我分別在哈佛醫學院和哈佛文理學院任教。在醫學院，學校要求我根據我在美國與亞洲的研究成果經營社會醫學系；在文理學院，我的任務是在本科、碩士、博士及博士後的程度上，建立一套醫療人類學的完整課程計畫，因此可以合法地運用學校資源，幾十年來建立起整合了醫療人類學、社會醫學，以及日益重要的全球衛生的「哈佛幫」（Harvard School）。我邀請傑出的同事拜倫・古德（Byron Good）[6]和瑪莉—喬・德爾維奇歐・古德（Mary-jo DelVecchio Good）[7]來到哈佛與我合作。我們建立研究和訓練課程時的持續性、多元和合作的過程激勵了我，就像臨床醫療工作一樣。

我很幸運可以繼續從事臨床醫療，我看的病患人數持續成長，有些人是學術人員；有些人是中國人，英語能力有限；有些是因為照護方面——專業或是家庭——的問題被介紹來，當時我已經因為深入鑽研照顧領域而頗有名氣。也有些人來找我，是因為他們有各種慢性病，同時伴隨著憂鬱症和焦慮症或過去的心理創傷。從這些病患身上，讓我對於美國衛生保健系統，以及為患者和照顧者（包括醫生）造成浩劫的巨大改變，都有了更廣泛與更深刻的認識。

我看到人們抱怨保險公司拉高門檻，讓他們難以取得保單原本曾經承諾提供的照護；抱怨健康保險計畫都卡在聲請索賠與疑問的回應階段；抱怨醫療機構更在乎的是衛生保健的業務和法律責任，而不是提供照護服務。人們也抱怨醫生陪伴他們的「品質」時間不斷縮水，在解釋疾病病理與說明治療選項時十分草率。其他人則說他們的專業照顧者的表現粗心又行事匆忙，讓人感覺就像是郵局、法院和大公司等大型機構的員工。

在許多的案例當中，其一是比爾．布萊特（Bill Bright），一名中年電工，與一家醫院和醫療保險計畫纏鬥數年，因為他接受膽囊手術的費用遠比一般這類手術的平均收費要高出許多，留給了他大筆債務，讓人無力償還。

另一個例子是艾莉莎．科斯比（Elisa Corsby），一名非裔美籍的中年寡婦，因為跌倒，髖部骨折，住在復健醫院中。她必須求助律師為醫療保險計畫以及和復健中心進行協商，好讓她有足夠時間復健，恢復到可以靠著拐杖自己走路。

卡拉．麥爾斯（Carla Miles），三十歲出頭，住在中西部鄉下地方，從樓梯上摔下來後腦部受傷，造成認知受損、平衡困難，如今行走有礙。沒有一家長期機構願意照顧她，其他療養院簡直就像是儲存老人與垂死病人的倉庫，而不是能讓她獲得真正照護的地方。即使如此，她依然十分活躍，加入與人聊天的行列，保持人際關係。一想像到自己一輩子住在療養院，她忍不住哭起來（她父母也是）。她沒有生活輔助機構或是中途之家或其他合適的選擇，父母都在工作，住在家裡也不是辦法。

葛瑞格．馬修（Greg Mathew），沒有保險的高中中輟生，他在工地當工人，在低收入戶健康保險（Medicaid）拒絕他申請的高價癌症用藥後，因為破產而當了一段時間街友。他告訴我，因為聲請遭拒，他花費大量時間對抗州政府的官僚體制。

這樣的故事還有許許多多。

多年來，數以百計的病患和家屬，在診所、家中、研究場合或是透過網路對我訴苦，抱怨他們與醫生之間的溝通品質有多麼糟糕。約翰．賽爾斯（John Sales）就是其中之一，他是一位老師，六十歲，進醫院動結腸癌手術。四天後，他出院回到家中，腹部有好幾條引流管，有液體漏出來，但是沒有醫生或護理人員向他或家人說明會有引流管。他們很驚訝竟然會發生這種狀況，不知道該怎麼處理。賽爾斯的太太，也是他的主要家庭照顧者（我曾治療她的憂鬱症），告訴我她很擔心自己一旦處理不當會引發危及丈夫生命的感染症狀，或是造成其他傷害。

莎拉．卡爾（Sarah Carr）是位年老的寡婦，罹患成年型糖尿病、鬱血性心衰竭及慢性焦慮症，她因為某種藥物治療而發生恐慌症，沒有人事先警告她可能產生這種副作用。當確定問題來自新藥，沒有人跟她道歉，解釋到底發生了什麼事，或是花些力氣跟她說明替代的新藥物。

艾達．史瓦茲（Ida Schwartz），一名五十五歲的護理師，因為下背部慢性疼痛劇烈惡化，她告訴我骨科醫師建議她動背部手術，卻沒有解釋為什麼，也沒有回答她關於手術風險的疑問。相較之下，一位脊骨神經醫師卻花了一個鐘頭與她討論她的病情。她不懷疑骨科手術比較科學，但是她相信脊骨神經醫師更像個治療師的樣子。我可以把自己的故事也加入這串名單當中。經過甲狀腺掃描後，很慶幸地，發現結果是排除了癌症，無論是執行這項流程的技術人員，或是說明掃描結果的放射科醫師，都沒能解釋這類影像掃描的價值和限制。

這些都是讓醫師嘆息的問題。整體而言，這些問題揭露出當今治療關係和溝通品質上的可悲現象。而這些互動的品質，包括臨床醫師如何傾聽、解釋、回答問題，與病患之間建立連結，以及掌握雙方持續的互動，實際上是我們對於病患所接收到的真正照護品質，最接近的衡量標準。

＊＊＊

在一九四〇到一九五〇年代，醫療就像是小規模的手工活動一樣，是個人單獨或是小團體的事務。回想班醫生，我童年時的醫生，和我們家的每個人互動，也把家庭視為一個整體，並且成為我們社群網絡的一份子。無論是辦公室、醫院或是家庭中，都可以進行醫療，無須任何上級單位的監督管理。在一九六〇到一九七〇年代，大公司和大政府接管了整個醫療領域，將醫療活動全組織在一起，並且強迫基礎照護、醫療專業、多樣化的技術服務，和幾乎每一種醫療措施全部集中、納入同一套盤根錯節的系統當中。這些有力的機構把醫生、護理人員和其他衛生服務人員，從獨立的專業人士轉變成一支龐大的支薪勞動軍團。衛生保健變成一種產品，醫院和診所生產，病患消費。大醫學協助建立大的醫療法律系統，以回應病患在官僚衛生保健機構就醫經驗的投訴。訴訟頻繁發生造成了醫護人員恐懼不安，花費數百萬元在保險上，並且躲進演算法裡最佳實務指導方針（就像一體適用的食譜一樣）當中尋求庇護。

在一九〇〇到二〇〇〇年代，以電腦的研究證據為基礎的醫療措施，取代了以照顧真實病患的經驗為基礎的臨床照護，比起人類的智慧，電腦統計受到更多重視。比起和病患交談，醫護人員花更多時間與保險公司的業務代表和健保方案的官僚講電話。醫療企業採用了與一般公司行號相同的手法，來回應不滿的顧客和招攬新顧客。訓練人員根據空服員和餐廳服務生的經驗，來指導專業醫護人員如何模擬出同情心之類的情感。當他們提到「復原力」一詞時，就好像病患和家屬是橡皮筋一樣，不管身心遭受如何殘酷和嚴重的侵害，都會反彈回到原狀。病患被當成顧客一般看待後，他們自己也習以為常，純粹從經濟效益和成本角度來評價醫療保健。醫生使用相同的用語以為回應，捨棄了醫療當成精神感召、照護為道德責任的語彙。還有許許多多類似狀況發生，直到抵達我們今日所在的這片險峻海峽，這裡，存在著真切恐懼的理由：在深刻的人性層次上，這是最重要的一點，也就是照護可能在專業醫療實踐中消失，甚至在以往受到家人親友關係所保護的環境下，變得更加窒礙難行。病患和照顧者一樣，同感坐困愁城，就像是失去了安全網，正如已故的二十一世紀美國歷史學家克里斯多福．拉施（Christopher Lasch）[8]所說的，我們失去了「在這冷酷世界的庇護所」。美國醫療保健系統出現問題，而且來的速度非常快速，製造出一個迅速分裂、愈來愈混亂，而且功能失常的非系統。

* * *

對於龐大勢力與其對於真實世界的影響力，瓊安和我並未留意。那是我們人生的黃金時期，我們的孩子正走在成為他們自己的路上。瓊安找到了她偉大的個人導師方志彤（Achilles Fang），哈佛燕京學社（Harvard's Yenching Institute）的漢學家，當時主責文學和中國文學史研究。方先生指派瓊安翻譯《千字文》，一首沒有任何中文字重複的韻文，描寫了中華文化價值觀的起源與意義，十分言簡意賅，一直是教導孩子的道德傳統。

瓊安的學術工作正在起飛，她同時還得照顧我和家庭，而我的事業正在往每個可能的方向探索。我在社會醫學系和人類學系任職教授，以驚人的步調高效率地完成了許多書籍和文章，同時教書、出席會議、參加專題討論，並且參與世界各地的組織活動。我依然安排每年前往中國工作一段時間。幾乎有二十年時間，當我還在劍橋時，我也在一家哈佛大學的附屬醫院中實施教學迴診，同時在晚上和周末，在大學辦公室和家中辦公室為病患看診。簡單地說，我負責的工作量十分龐大，甚至比在西雅圖的工作量還大，其中還包括新的行政管理和教學職位。儘管馬不停蹄，但卻正合我意。而當這種緊張刺激且豐收的工作生涯來到高峰，問題再次浮現：「我能不能撐過去？」陰霾密布，我沒有準備好接受「成功與滿足不可兼得」這一點。每一項新成就，似乎都更強烈地刺激我去追求更多成就，但是「更多」並不會讓我感到更加滿足。

所有這一切終將付出代價。無可避免地而且很諷刺地，我不眠不休地追逐學術成就和認可，讓我賠上了最重要的資源：健康。我身上出現了一連串病徵，大部分都是與壓力有關的疾病：氣喘、高血壓、痛風、鼻竇炎、發育異常型斑點、慢性皮膚炎，全都因為我忽視了要照顧自己，情況更加惡化。

在那些年裡，不是我，而是瓊安一肩扛起了超人的重擔。我沒有像童年一樣被服侍得服服貼貼（因為我確實洗過碗、布置過餐桌），但事後來看，我依然擁有不可思議的特權：從來沒鋪過床、付過帳單或是打掃房子。我知道洗衣機在哪裡，但完全不曉得該怎麼用，也不知道如何操作乾衣機。我付出同等的精力和信念去追逐學術或專業的每一道途徑，但這是因為有瓊安幫我把身邊的事打理得有條不紊，我才做得到。在那段時間，完成有關該主題的所有寫作和教學工作後，我絲毫不曉得該如何參與照顧家庭，甚至不懂得照顧自己。我甚至沒有停下來思考我自身環境裡助長了我的病痛經驗的社會因子有哪些，我只想對自己的病痛視而不見。我嚴厲地要求學生和同事，不斷堅持要求他們表現得更好，但是幾乎沒有時間和耐心去了解可能影響他們表現的任何問題。瓊安從一開始就支持我在專業上的成功，她的努力不亞於我。她是我的緩衝劑、我的心靈導師。就像在西雅圖一樣，在哈佛時她也投入參與，平息許多我因為粗心大意可能造成的問題。

我們沒錢雇用清潔工或其他助手，省吃儉用好不容易存下錢讓我們的孩子能上私立學校。瓊安則包辦家裡一切事務。在我們賣掉西雅圖的房子之前，為了吸引更多買家，她租下蒸氣設備來清除樓梯井周圍牆上的老舊壁紙。這項工作讓她暴露在有毒煙霧中，咳嗽、頭暈，但是她依然咬牙完成。在這之前，她辛辛苦苦地花了六個月時間，為一家中國精神醫學期刊撰寫我們在中國的研究工作摘要。很不可思議地，她依然處處幫我和我們的孩子彼得和安妮，更別提還有我媽，加上我們那隻又大又煩人的狗鹹鹹。

在我和我們家庭生活中，瓊安扮演了主要照顧者的角色。她就像是一種黏著劑，讓我們緊密地結合在一起，同時間我卻只顧著拚命衝事業，不知不覺當中做了許多事，把這一切弄得四分五裂。今天，我必須面對這可悲的諷刺，我寫了《談病說痛》，闡述關於照顧人與記憶的課程，卻讓瓊安創造我們的人生故事，將我們的生活經驗變成永久的回憶。我們各有自己長年習於扮演的角色。然後瓊安生病了，我們的世界天翻地覆。這件事發生在我們身上，就像是更廣大的苦難世界一樣，照顧本身也正歷經深刻的社會轉型。瓊安和我開始體驗到我曾經記錄下、批評的問題。我們身處的世界正在升溫，只是尚未沸騰。

註釋

1 譯註：馬克斯・韋伯，德國哲學家、法學家、政治經濟學家、社會學家，公認是現代社會學和公共行政學最重要的創始人之一。

2 譯註：勞勃・默頓，美國經濟學家、麻省理工學院教授，曾獲一九九七年諾貝爾經濟學獎。

3 譯註：二〇一〇年代，美國和加拿大的鴉片類藥物因為使用氾濫，造成許多民眾使用過量死亡的社會危機。二〇一七年十月二十六日，美國總統川普宣布美國進入全國公共衛生緊急狀態，以處理此嚴重問題。

4 譯註：米歇爾・傅柯，法國哲學家和思想史學家、社會理論家、語言學家、文學評論家、性學大師，對於文學評論及其理論、哲學、批評理論、歷史學、科學史、批評教育學和知識社會學等，都有非常廣泛影響。

5 譯註：萊姆病，由伯氏疏螺旋體（Borrelia burgdorferi）感染的蜱（tick，俗稱壁蝨）叮咬而傳播的人畜共通傳染病，多發生於哺乳類動物，包括人、犬、貓、牛及馬等。臨床症狀包括在皮膚組織、循環系統、神經系統及肌肉骨骼系統出現異常症狀。

6 譯註：拜倫・古德，主要研究精神疾病的美國醫療人類學家，目前是哈佛醫學院醫療人類學教授和人類學系文化人類學教授。

7 譯註：瑪莉—喬・德爾維奇歐・古德，比較社會學家與醫療人類學家，目前是哈佛醫學院的社會醫學教授。

8 譯註：克里斯多福・拉施，美國歷史學家、道德主義者和社會評論家，曾是羅切斯特大學的歷史教授。

07 成為她的引路人

一切在不知不覺間開始發生。瓊安將近六十歲時，開始抱怨起自己的視力問題。她閱讀電腦螢幕上的內容或書本和研究文章有困難，而且一再調整眼鏡度數也好像無濟於事。週末從劍橋家中前往位於緬因州中部海岸的度假別墅路上，我們養成一套固定習慣：我開車時瓊安便唸《紐約時報》給我聽。不知為何，她發現自己居然無法把文章給讀完，這讓我們都很不安。我們花了好幾個月才發現，她的眼睛似乎會搶一步跳到一行文字的末尾，打亂兩行文字之間的銜接，因此文章脈絡本身變得糾結混亂而難以理解。

這項週末所遭遇到的困擾，很快地蔓延到平常的上班日。她似乎忘了該怎麼使用電腦，會跳過重要程序，有時候還一再重複同樣的錯誤。瓊安幾十年來一貫都是開車回家，卻發現自己回家時沒辦法讓車子維持行駛在車道中。有一天的情況令我難忘，那時我們開車要穿越連接劍橋街和哈佛廣場的短隧道，這條通道瓊安已經開過不下幾百次、甚至幾千次了，她卻恐慌起來，說她不敢開進那片黑暗中。後方的車輛一直朝我們按喇叭，我不得已只好從副駕駛座握著方向盤來駕駛車子。這段小插曲讓我們都感到震驚和困惑。從那天起，她就拒絕再開車了。不久之後，光是下樓梯或是過馬路她似乎都會害怕。

還有其他的問題。她會摔破酒杯和盤子——這很不尋常。她長大成人後操持了一輩子的日常家務，現在卻讓她窮於應付。首先，她抱怨自己沒辦法看清楚帳單。接著她完全不再開支票了，把這項她負責了三十年的工作移交給我。我起初滿腹牢騷，但自從她讓我看過她計算數字的困難之後，我開始意識到她可能不只是視力出了問題。我沒有追根究柢，因為我發現自己其實樂於接手這些許久之前就該分擔的工作。我們晚餐總會小酌一、兩杯葡萄酒。瓊安開始抱怨喝酒會讓她暈眩，有一次，在一場晚宴上，我們喝了不少的量，客人離開之後，她馬上就睡著了，而且一直睡到隔天日上三竿，這是從來沒有發生過的事。再來出狀況的便是我們的通訊錄，瓊安沒辦法找到我們親朋和家人的名單。她開始用新簿子額外寫下地址和電話。簿子變得越來越多，但是當我查找姓名和地址時，發現每一本她用來當成通訊錄的小筆記本上，一再重複羅列著相同的姓名、地址。這到底是怎麼回事？

有好幾個月，我們輕忽了這些問題的嚴重性。我們以為這些變化是年老的自然過程。這個說辭的唯一問題是，瓊安還不到六十歲。就連我九十歲的母親應付日常生活熟悉的事務時，都不至於艱難到這個程度。

然後某個週末，一場真正的災難迫使我們接受眼前正在發生的狀況。那是週六早晨，我們依照週末慣例繞著清新池（Fresh Pond）跑步，那裡離我們家只有一條街的距離。我停下腳步重新綁好鞋帶之際，瓊安便跑在前頭。在大步穿越兩線道的寬闊街心時，瓊安沒有注意到一輛小貨卡從她右邊駛來。我大聲喊叫，同時便聽見瓊安發出痛苦的尖叫聲，車輪輾過她的一隻腳板，並且把她撞倒在地。我們都知道她險些就因此喪命，兩人緊緊互相抱著，她因為受到驚嚇而顫抖不已。她粉碎的腳踝需要兩顆鈦金屬螺絲才能固定住。住院的第一晚我陪了她大半夜，因為沒有任何東西可以平息她對於某種恐怖的事情正發生在她身上的恐懼：她喪失了視力、判斷力、基本的工作能力，以及最根本的安全感。

我們的初級照護醫師受到我們兩人完全的信任，已經擔任我們的醫生幾十年了，他對這種狀況也百思不解，最後決定將我們轉診給專科醫師治療。首先，我們看了眼科醫師，他進行了一大堆不知作用為何的測試。我記得很清楚，他在檢查室裡悠閒地轉過身去背對我們，在電腦螢幕上填寫著資料。他似乎沒把我們當成有著真實生命的活人來看待——接下來的幾星期和幾個月間，我們置身在許多不同醫師的辦公室裡，都經常產生這種令人不舒服的感受。我們去看第二位眼科醫師，他檢測到瓊安的視野出了問題，便將我們轉診給一名神經科醫師。這位老醫師提出許多可能性，其中沒有任何一種看來是由他的生理檢驗或實驗室測試獲得證實，甚至沒有一點關連性，讓我們一頭霧水。這位神經科醫師含糊地說著一長串可能的診斷，他既不能確定，也無法排除。儘管我有醫學學位，我卻一點也聽不懂他在說什麼。他不但沒有釐清任何我和瓊安的疑慮，反而帶來了更多疑惑。

擔心瓊安狀況的朋友也來幫忙。一位朋友安排我們接受一個神經眼科團隊診查。等了好幾個鐘頭後，我們看了不是一位、兩位，而是六位專科醫師。其中幾位似乎對於無法把我們歸類到既有的診斷類別中，感到挫敗。其他的醫師則告訴我們，瓊安是個「極為有趣的病例」（fascinoma），很可能是在某些罕見狀況下出現的案例，不尋常而且很有意思。這一點格外讓我生氣，因為這簡直明擺著他們的重點是放在疾病的特徵上，彷彿疾病是個別存在於我們——病患和她的先生——之外似的。同時，他們繼續開出新的不同檢測，並且重複進行先前那些給不出任何答案的檢測。每個新就診的專科醫師或單位無疑都只信任自己所進行的檢測結果，要瓊安忍受同樣的電腦斷層掃描（CT scans）、核磁共振成像（MRIs）和血液檢驗等所有其他醫生都已經做過的檢測。

到這時候，我們已經花了好幾個月時間，打電話，候診，改換和取消看診時間，前往檢驗室驗血，來回放射室進行新的而且更昂貴的掃瞄，諮詢專家們，專家們又再安排更專門的諮詢，還有枯等。醫療保健中有太多的等待，永遠都在等待。病患和家屬在候診室裡沒完沒了地等著，這當然只會讓他們的焦慮和挫折漸漸升高。他們等待檢測的結果，也等待和醫師討論下一步該怎麼辦。大多時候，他們等待的是答案。對於陷入這殘酷循環的人們來說，等待也就表示浪費了時間——所有那些可以讓我們應付、繼續走下去以及做好準備的其他事物所需要的時間。等待，伴隨著挫敗，不斷倍增，幾乎變成自我永續的狀態。我們覺得自己困在迷亂和無力之中，被動接受一隊隊無視於我們的恐懼或甚至我們本人的醫師們觀察端詳。在我們自己親身遭遇到之前，這個部分是我從未完全了解過的病痛經驗。

好心的朋友們會傳文章給我們，介紹我們去看一些網站，還分享自己在醫療保健系統中遇上的挫折與沮喪經驗，這難免讓我們惑上加惑。許多送上門的情報，或是我們自己找來的資訊，竟然彼此矛盾，不但毫無幫助，甚至更糟。消息在我以前的學生之間傳開後，一名學生當時在東歐的機構擔任研究人員，建議我們去看一位前南斯拉夫當地的治療師，他可以「看見」診斷結果，並且可以治好醫師治不好的病。身為一位向來反對將西方生物醫學的地位凌駕於其他傳統治療方式之上的人類學家，我對這項建議深感興趣。然而身為瓊安的丈夫，我明白我們還沒準備好——如果我們真的有所準備——去嘗試這種未經實證、甚至是極端的途徑。而且當然，我們的中國朋友也建議給傳統中醫師診治，基於過去的經驗，我們更願意認真看待這項建議。然而，我們希望自己還不必走到那個地步。我們急切需要釐清狀況。我們需要答案。

嚴重疾病的早期階段就像地動山搖，而且造成全面的傷害，即使我們自認擁有豐富的知識和經驗，瓊安和我依然免除不了那種心理衝擊。突然變成醫療問題的生存狀態所帶有的不確定性和混亂，讓我們感到難以負荷。在企業化醫療保健系統往往漠不關心的世界裡，許多醫療專業人員和相關工作人員對待我們的態度，差不多就像看待一組沒有結論的測試結果，而不是看待成需要支持並渴求安撫的脆弱的人們。我們無法抱持可以信賴的期待。儘管我任職於全世界最具名望的醫學院之一，而且在附屬醫院中廣為人知，但對於下一步該怎麼辦，我們卻毫無頭緒，也沒有得到任何建議。

最後，我們去見一位我在哈佛醫學院的同事，他是資深的臨床神經學家，讓他享譽盛名的正是他的診斷技術。他重複了主要的神經放射科測試，同時有條理地進行他自己的一套神經心理學精細測試。最後，他讓我們坐下來，氣氛沉重地對我們說明結果。在最新的腦部MRI中，神經放射科醫師所讀取到的數值為「正常」，但與稍早的研究加以比較時，他卻偵測到了大腦皮質萎縮早期微弱但明確的證據——大腦中與視覺和認知過程相關的區域，細胞正在退化，甚至凋亡。神經心理學測試則顯示出了認知困難上細微卻重複出現的證據，這些問題再合併一項累人的體能測驗，都指向了同一個方向。當我那向來冷靜幽默的同事，一臉嚴肅地彙整出確鑿的證據，顯示瓊安那些令人困擾的症狀是早發型阿茲海默症所導致之時，我們依然沉默不語。他指出，只有大約百分之五的阿茲海默症病例，是從枕葉開始發作，枕葉負責轉譯和整合眼睛所看見的訊息。瓊安就在這百分之五當中，而且已經有跡象顯示，附近負責調節感官與感知能力的頂葉，也開始受到影響。

這個極為重要的診斷過程完成之後，我這位資深同事欲言又止。他對於預後，也就是我們可以預期會發生什麼以及發生的時間表，無法提出看法。事實上，他對我們該如何應對沒有絲毫建議。取而代之的，他將我們轉給一位專門研究阿茲海默症的年輕同事。回想起來，最能顯露一切的是，在我們與他談話的將近兩個鐘頭裡，百分之九十九的時間都用來診斷。在他的診斷水落石出之後，幾乎沒有花多少時間討論對現在的我們而言最急迫重大的事：我們該怎麼辦？

這位神經學家的年輕同事在我們初次見面時，幾乎把所有時間全花在鼓勵我們加入一項研究實驗上，但是她如出一轍地，對於我們該預期會發生什麼，以及應該開始尋求哪些實際協助以應對未來狀況，幾乎沒有多提。她希望可以每半年看瓊安一次，但是她提出這件事的方式，聽起來彷彿她只是要觀察瓊安發生什麼狀況的觀察者，而不是可以讓我們仰賴、或引導我們面對即將來臨的歷程的人。她對著瓊安說話，刻意地避免和我有目光接觸。我讓她知道我很感謝她特地強調瓊安是可以（而且應該）自主做出決定的人，即使健康受損，但我解釋道，瓊安希望我，她的丈夫，幫助她弄清楚這已然十分複雜的醫療狀況。瓊安從頭到尾十分安靜，這時開口告訴這位神經科醫師說，她很困惑，而且需要我幫她了解該怎麼做。我指出，我們想要像一組團隊一樣，一同熬過這段艱難時光，餘生也將如此，而且過去數十年正是這樣度過的。這位年輕的醫師答道，「規定」要求她給予說明的對象必須是瓊安本人，而且她見過太多先生抑制太太發言的案例。瓊安和我都說，我們的婚姻並非那樣的狀況。這位神經科醫師毫不退讓。我們氣憤地搖著頭離開，不明白要如何跟一個不願把我們當成由家人組成一體的單位、只當成獨立的個體來看待的專家，諮詢我們的未來。很顯然地，那位神經科醫師所遵行的是一種進步的規定，但是她將這些規定當成教條來運用，反而摧毀了規定本身對我們的價值。就治療方面，她只說目前可用的藥物治療並未證實對病情有明顯的效果，但是至少沒有害處，而且有可能延緩疾病的惡化，讓我們等待醫療上有所突破。對於這點，我很難不同意。至於病患照顧這方面，她什麼也沒說。

知道診斷結果那一晚，瓊安想到我們所害怕的狀況已近在眼前而痛哭悲傷不已，我把她緊緊抱在懷裡，強烈表明我會為她竭盡所能的決心。她憤恨地悲嘆我們就要展開的黃金歲月，為此我們已經做了那麼多準備，然而一切即將截然變色。我承諾，無論發生什麼事，我都會好好照顧她，而且她會永遠留在家接受照料。她不同意我這樣做。事情不是這麼簡單。最後，就在我們睡著之前，她用雙手捧住我的臉轉向她，直視我的雙眼。我可以從她臉龐看出來她理智清晰、清醒，而且下定了決心。她以慎重的語調堅定地說了一段話，這些話我從來不需費力去牢牢記住，因為這些年來她一直以同樣嚴肅的認真態度重複這些話。它們永遠地烙印在我的靈魂當中。

「我不想苟延殘喘。我不想死得沒有尊嚴。你和查理（我們當時的初級照護醫師）會明白什麼時候該讓這一切結束。你必須答應我。我需要你的承諾。」

我聽著。我表示出我聽見她的要求了，但是即使在那時我就知道，我和她的醫生們實際上能做的並不多。我和她一起哭。為她而哭。為我們而哭。但是我不知如何是好。不，我深深地心知肚明，無論我們遭遇到什麼，無論她要求我什麼，我絕對無法奪走她的生命。我們要一起（我心裡這麼想著，但是沒辦法大聲說出來）承受這一切，即使那是無法承受的苦厄。

* * *

阿茲海默症很少會依循任何常見的故事發展模式來進行。它確然會有開端，也無可避免地會有結束，但是中間的部分——以照護為重心的漫長奮戰——對於大多數的病患和家屬而言，是一團說不清楚而且經常難以理解的混亂。許多不同的阿茲海默症專家和權威，往往將這種疾病描寫成好像它會按照界線分明的階段逐一進展，初期以輕微程度的症狀開始，中期則出現中等程度的症狀，到了末期就會發生最嚴重的失能。我很清楚，這樣的劃分方式可以讓處理和討論疾病容易些，但是我們在疾病中生活的經驗卻完全不是如此。我們自身的病痛故事根本不是線性進行的；它毫無章法而且不可預測，有時候甚至完全任意變化。故事經常倒帶重來一次，實際上充滿著上軌道然後又重新來過的狀態；學習到一件事，然後忘記，之後又再重學一遍；悲喜交加的經驗一再一再地重複，就像一首主題與變奏沒有獲得解決的組曲。

在這十年的過程中，生活對我們來說確實幾乎令人熬不下去，不過瓊安一開始並沒有視力以外的症狀。慢慢地，經過好幾年的時間，瓊安枕葉的神經突觸繼續萎縮，讓她完全失明。某種程度上她拒絕承認，她非常努力掩飾自己失去視力的程度，以及隨之而失能的結果。但是瓊安在生命的末段才失去視力，已經沒有時間學習其他生活方式作為補償。漸漸衰敗的眼盲表示她無法再繼續翻譯或閱讀《千字文》這篇儒家傳統用來教育孩童、在歷史上十分重要的韻文，她已經致力於這項工作有十年之久了。

瓊安不只在學術工作上遭受打擊，更因為她無法使用電腦、閱讀我們的研究資料或是與親友通訊，而讓情況雪上加霜。隨著時間進展，她再也不能看電影、逛她心愛的博物館或畫廊，或是欣賞我們四十年來收藏的中國繪畫，而這是經常為她帶來喜悅的一項嗜好。我無助地看著，看著她一點、一點地失去構成她做為一個人的價值和感知的深層核心，看著造就她之所以為她的所有事物崩解消失。

隨著這些不斷進行的喪失，瓊安也不得不面對她漸漸無法獨立生活的狀態。起初，她發現自己已經不能再依靠些微的視力獨自安全地過馬路，這表示如果沒人陪伴，她不能離開家裡或辦公室。到了後來，她沒辦法一個人自己在家裡走動。在我們去兒子家做客期間，她沒看見前面有一層樓梯因而摔了下去，把骨盆給摔裂了。那次可怕的墜樓經過漫長復原之後，她總是緊緊抓著我，即使是在我們自己家中。

因此，我成了她的引路人。我牽著她的手，吻著她的手和臉頰，一開始這是為了提醒她，她是多麼深深地被愛著，之後當她的認知功能惡化時，則是為了讓她知道牽著她的人確實是我而感到放心。我帶著她在我們共同生活了幾十年的家中到處走動；繞過椅子和桌子，經過沙發和書架，從臥房到廚房，從客廳到餐廳，從我那擺著電腦和電視的書房，到她那排列著書籍的書房，裡頭放滿中國文獻和字典、法文小說以及書法與中國繪畫書籍，在不久之前，她經常開心地臨摹這些書畫。在那間牆上掛著她自己繪畫的松樹和岩石的書房裡，她會畫出彩色的線條、漩渦和碎片，隨著她的記憶與理解力喪失的程度追上她視力喪失的程度，這些圖樣變得越來越鬆散、越來越抽象，直到她再也看不見任何東西。即使在她接近全盲的時候，畫畫依然能讓她冷靜下來，大多數的古典音樂也是如此。對我來說，最令人心碎的景象，是看著瓊安試圖掩飾自己視力喪失的程度，露出滿面笑容衝向親人和朋友想要抱住他們，卻全然朝向錯誤的方向。

＊ ＊ ＊

在開始思考最初與阿茲海默症共處的這幾年時，我發現我們生活的步調和方式因應新的現實狀態，開始出現變化。我們更少出門，花更多時間一起待在家中。有些朋友漸漸疏遠，其餘的則變得與我們更親近。這變成了照護瓊安生病這十年來一再重複發生的主軸：人們在我們的生活中來來去去。長久信任的朋友不見人影，讓我們失望，只在我們之後發生危機時才重新露面。交情不深的朋友卻出乎預料地暗示可以成為我們的重要幫手。人際互動在那些年裡起起落落，以致現在難以重建那些不斷改變的時間表和關係。一直不變而無可否認的，當然就是我們的孩子彼得和安妮，以及我的母親瑪西亞，在我們試著理解這殘酷的病症對於我們的未來會有什麼影響時，他們每天都與我們保持聯絡。

我們延後了旅行，取消了約會，不知怎麼地熬到了第一段穩定期，讓我們產生了一種錯覺，以為至少在居家生活上，我們無須大幅變動事物順序就能適應無虞。等過了一段時間我們才發現，最初我們為了減輕壓力而對自己設下的這些限制，實際上築起了一道牆，阻隔了我們在向來寓居的世界中體驗幸福快樂的機會，那個世界中有著朋友、學術、閱讀、音樂、旅行、瓊安的料理，還有來一趟跑步或接受晚餐邀請等簡單而隨興所至的喜悅。如同生活中的許多其他面向，我們得沿路重新調整我們的態度和方法。

瓊安和我把我們看成一體：某些場合我們以她為代表，其他場合則是以我為代表。在醫療領域裡，我們希望由我來主導。但是，如同我們看過的那個年輕神經科醫師一樣，許多我們諮詢的醫療專業人士都拒絕由我代替瓊安發言。他們會禮貌地聽我把話說完，但是很快地就將注意力轉回瓊安身上。她的反應則是告訴他們說，我是醫生，我比她更能表達她對自己的病痛經驗與關於治療的想法，尤其是她現在頭腦容易混亂。有時候她會加些描述或是修飾我的說法，但是大多數時間她都仰賴我代替她發言，就像在家裡以及面對中國和法國朋友時，我總是依靠瓊安代替我說話。我們真的覺得自己是一個整體的兩個部分，共享同一個感知。在這種情況下，我們並不符合美國醫師所設定的傳統三元素裡過度個別化的刻板框架：負責任的病人、家庭成員和服務提供者。我們的社會化受到中國文化影響，強化了我們視兩人為一體、對彼此有相同責任的想法；然而醫師們卻似乎將我的參與當成了在控制瓊安的意見。

當瓊安完全失明，她的行為舉止終究也起了變化。她變得容易受驚嚇，即使對於她依然可以掌握的少數例行事務，也會感到緊張。我們的兒女在當時各有兩個年幼的孩子。這些小寶寶在瓊安還看得見時就來過我們家，然而她會遲疑著不敢抱他們，因為擔心會發生什麼意外。當他們開始學走路，接著長成了小朋友，她就越來越沒辦法和他們玩，或是跟上他們的行動。有一次在兩個孫子居住的曼哈坦，我們大家小心地往下走進地下鐵車站，當我們在討論該搭哪班車、該買什麼車票時，瓊安被擠離我們這群人，她僵硬地站著不動，面對著別的方向。我們五歲的孫女快速而安靜地走向她，將瓊安的手握在她小手中並親吻一下，接著說：「來吧！奶奶。」將她拉回我們家族的保護之中。看著這一幕，我想起一句猶太人的俗諺：「當父母幫助孩子時，他們會一起笑，但當孩子幫助父母時，他們會一起哭。」

瓊安的性情總是最溫暖、最溫柔、最慈愛的，卻變得越來越索求別人關注而且容易感到挫折。累積的挫折導致憤怒爆發。她過去總是慈祥地關心他人的需要，現在她變得自我保護，只專注在她自己的內在世界。這對於處在嚴重病痛狀態的人們來說，絕對不是特殊狀況，但是罹患神經退化病症的人會表現得尤其明顯。以往在感恩節和聖誕假期家人齊聚一堂時，她總是核心人物，現在她變得疏遠而且和他人的互動極少，她的沉默讓人感覺她彷彿不再是家中的一份子。我們的孩子和孫子和我年邁的母親試著要打破這個防衛的外殼，瓊安一開始會努力加入，但之後還是慢慢睡著，重回她的寂靜世界。

我兒子尤其和他母親親近，有一次他對我非常生氣，說我沒有更努力讓瓊安和家人們交流互動。我不怪他，因為對我來說接受她的退縮比較容易，然後用自己的工作消磨時間——這是照顧者非常典型的防衛機制。當時我們在緬因州，我正在抱怨自己沒有一點個人的時間。他責罵我（我後來才領悟到，他說得有理）太自私，因為瓊安為我奉獻了那麼多。我們吵了一架。我女兒當和事佬，化解了狀況。接著我崩潰哭泣。我兒子和女兒過來安慰我，我們一起傷心痛哭。他們之前並不了解他們母親退化的狀況正在破壞我們所有的關係。而我之前並不了解，如果我想要熬過面前的多重困難，我必須更依賴他們幫忙。

這段插曲尤其重要，因為這一刻讓我醒悟過來並接受現實。在這之前，我一個人擔起所有的照護工作。這時候我開始明白，這必須有所改變。如果我們要度過這些難關，我需要成年子女的幫忙，也需要我母親和朋友們，甚至是我周遭較疏遠的人們，在家中和工作上給予我協助。我總是很自豪可以自立自強，因此請求協助是照護所帶給我的經驗中較困難的部分，在瓊安的病症早期的這個階段尤其如此。

就在瓊安的症狀開始對她造成影響，但還不至於嚴重失能之前，瓊安依然和我在哈佛大學威廉詹姆斯大樓（William James Hall）的辦公室中工作。這讓我可以就近看著瓊安，同時又可以進行我自己的工作，情況單純多了。當工作人員了解到瓊安有些狀況時，一開始他們非常體貼而且幫忙。甚至我們的學生也來幫忙。瓊安在往返廁所的途中會迷路。她打電話時需要人家幫忙，漸漸地最後每件事都要人幫忙。待在哈佛的最後那年，瓊安之所以還能去工作，都是因為哈佛很慷慨地提供照護員，當我們在辦公室進行教學的幾個鐘頭期間，負責陪伴瓊安。儘管身體大不如前，瓊安依然很生氣照護員在場。她們是非裔護理師，在美國沒有護士執照，為一家健康服務派遣公司工作（這再度說明了少數族群女性在美國照護工作中所扮演的角色）。這些護士的存在威脅到瓊安的自我感覺，她努力假裝身邊沒有那些護士。但是如果沒有她們在，不只是瓊安，就連我也不能待在辦公室裡。總得有個人隨時照顧她。一旦學期結束，就再也沒有這項待遇了。

* * *

就這樣，現在我們來到了瓊安的失能問題每況愈下的關鍵時刻，這時她顯然不得不待在家中。但是，我該怎麼安排才無須放棄我自己的工作？提早退休不在考慮之列；我們需要我的薪水過活，還要應付隨著阿茲海默症進展所需的花費。

我母親與瓊安之間的關係非常深厚，因而成為重要的支柱。她在週末時會過來陪瓊安幾個鐘頭，讓我可以稍微喘口氣。如果我得出城去參加會議，我母親就會在我家過夜——她經常和瓊安同睡一張床，好讓瓊安有安全感，明白萬一她有需要時永遠都會有人在身邊。這樣的接力運作得非常順利，讓我從未為了麻煩我母親而感到愧疚。我母親在九十高齡時依然十分健康，但她依然覺得，用這種方式來形成我們此時必須為瓊安設想的**照護系統**，實在很困難。然而我母親從未抱怨過，反而說這讓她感覺到生活有目的，而且她很享受陪伴瓊安的時光。這讓終究要面對重大決定的時刻，得以再緩一緩。

有經驗的照顧者會知道，我正要從初期的危機模式進入到新的階段——長期照護，雖然在當時，我無法適當抽離出那種狀態來這樣看待事物。事實上，我大半忽略了這樣的改變。我依然處在初期的危機模式中，以做得更多來應對，多過我真正可以負荷的程度。我倆關係的深厚牽繫，帶我度過瓊安逐漸失明以及認知退化日益加劇的過程。

我開始感覺到，我在照顧瓊安的初期階段顯得意興奮發。我總算回報了瓊安所為我做的一切。我記得，煮晚餐、洗碗盤都讓我覺得很開心。瓊安拒絕承認自己的健康狀態有多嚴重，對我來說也感覺比較輕鬆。我們假裝自己可以處理好這一切，假裝她的能力沒有損失到那麼嚴重，我們不需要改變生活的基調。但這一切都只是：假裝而已。

就這樣匆匆過了好幾年。正如所料，藥物治療沒有發揮什麼效果。但是藉著減少我在工作上投入的時間——在其他狀況下，我大概絕對不會這麼做——我可以多花點時間陪伴瓊安，照應她日漸增多的需要，並且建立起一套照顧她的日常流程。然而關於疾病和照護，有句老生常談說道：唯一不變的就是一直在變。就當你以為總算達到某種穩定狀態，病痛就冷不防地給你個大轉彎，或是社會或經濟上的其他因素發生變化，讓你全得從頭來過。以我們為例，我們才剛適應了一套容易處理的照護流程，瓊安的人格和行為舉止就開始改變。她會忽然暴怒；時而變得沉默不語和退縮；對於自己能完成的事情有限而感到挫敗；非常偶爾地，會出現恐慌。這些小插曲一開始影響、之後改變了我和瓊安之間的關係，讓兩人共同合作的照護工作變得更加困難。慢慢地我才承認，我再也無法獨自負荷這麼多照護的重擔。為什麼要經過這麼久，才了解得到這點？

自從診斷結果首次出現之後，情況就有了本質上的改變，我們無法再順著以往我們為自己安排的方向繼續前進。我們正在為一位失明、認知受損而且舉止難以預測的女性進入長期照護模式。專業照護已經被證明了有其限制，但是現在我們發現，我們針對失智症初期階段所構想的家庭照護，也一樣力有未逮。

我們的初級照護醫師（原本是查理，之後是克里斯）知道所有這些狀況，而且不只如此。他們對我們兩人持續提供支持協助，深入參與我們日常生活的瑣事，教導我們居家照護該如何進行，並維持我們心理上與社交上的健全。他們的存在令人振奮而且持續不輟，在我們經歷這段痛苦經驗的期間，提供我們某種近乎安全感的東西，知道他們會陪著我們走到最後，無論情況變得多糟，無論需要他們幫忙些什麼。當我們進入瓊安疾病晚期最黑暗的階段時，才充分彰顯出這是多麼難能可貴的禮物。

值得記住的是，相較之下，無論是那位每六個月追蹤一次瓊安病況發展的年輕神經科醫師，或任何當瓊安病況惡化時我們所需要的其他神經科專業人員，都沒有對於這些細節或家庭照護的必要性表現出關心。當我告訴他們在家裡發生的狀況時，他們看著我的那副態度，就好像我忘記了自己也跟他們一樣是醫療專業人員似的，而且認為我把對話從醫療岔開到不太相干的事物上。

從來沒有人提供我建議，告訴我居家照護員的重要性。沒人告訴我們該怎麼更動屋子，以更順應瓊安的殘障狀態。沒人考慮到物理治療師或居家護理師會幫我們多大的忙。沒人認為將我們轉介給社工人員或心理治療師會有幫助。我具備精神科醫師的身分，可能讓醫師們誤以為，我可以自己處理瓊安心理方面、精神藥物方面和人際關係方面的問題。

平心而論，他們確實問了我關於憂鬱症的問題，卻是帶著不太當一回事的口吻。在社會服務和照護支援方面，醫師們隻字未提。對他們而言，要緊的是罹患疾病的腦子，而非我們在對付病症時會實際遇到的問題。回想起來，這就是我們所接受的專業照護中，最麻煩的一面。我們奢望他們至少可以用團隊為架構來協助病患和家屬，這樣我們就可以被轉介給包含在同一神經科醫療團隊中的健康或社會福利專業人士，聽取他們的建議和專業知識。

我們諮詢過的那些高度專業化神經科醫師彷彿不知道，對阿茲海默症而言——醫界對這種病症的原因和病理所知甚少，而且迄至目前為止，我們依然沒有發展出任何有效的治療方式——會讓情況迥然不同的正是家庭照護與社會照護網絡。這個殘酷疾病的醫療專家們似乎不認為自己有需要親身實際涉入專業照護這塊領域。毫無疑問地，其他病患跟我們一樣，都需要他們的經驗、建議和洞察，幫助我們面對阿茲海默症所帶來的嚴酷考驗，以及它對日常生活所造成的延伸性影響。

照護瓊安多年後，我懷著不平的憤懣，因為一旦診斷結果出來之後，神經科醫師不會提供任何幫助，對於照護她的工作絲毫未盡任何力量，不像初級照護醫師那樣。恐怕有許多與其他神經退化問題及嚴重慢性病況奮戰的病患和家屬，必然也得出同樣糟糕的結論吧。專科醫師們太常把照護當成是個陌生國度，或是某個幾乎記不得的遠房親戚。

＊＊＊

我這一生的研究、教學和臨床治療，都專注於照護上，幫助我釐清這些失敗的所在。我們的神經科醫師只看得見疾病的發展過程，卻沒有看見病痛的經驗。照護對他們而言，只局限在治療技術上，而一旦這些治療技術技窮了，比如阿茲海默症的治療很快就無計可施，他們便極少會去關心病患所受到的折磨。對於人際關係、臨現（presence）、記憶的維護或是任何照護的基本元素，他們的接受度很低或是根本不承認或肯定。我在醫學院時期曾進行家庭訪問，而且我參與的田野研究針對的是病患和家屬所在的當地環境，這些經驗教導我，病痛與治療經歷主要在這些家戶空間裡發生。如果沒有將這些當地環境列入考量，我很清楚，這會嚴重地限制了醫療照護應該和能夠提供的幫助。而我便眼睜睜地看著這樣的情況發生在我自己照顧瓊安的生命經驗中。醫學這門我所學習、投入與熱愛的專業，卻對待瓊安這位我所深愛的人，像是可有可無的東西。

這些專科醫師對我們的照護視而不見的狀況，幸好並非通例。有一些驚人的例外存在，從我們的初級照護醫師開始，包括幾位住院醫師和學生，他們不但反對官僚體系容許冷漠的態度，還具有某位護理師所形容的「關愛的眼神」。這位護理師保留地指出，這類真心誠意參與照護的大多數例子中，照她的估計，持續時間不會超過一年，除非是獲得支持而得以強化。投入照護的意願會在體制環境下逐漸喪失或減弱這項事實，證明了衛生保健官僚體系與專業具有將實習醫生與從業人員做為一個人的素質消磨殆盡的力量。

很諷刺地，有幾位瓊安遇到的實習醫生是我教出來的。我看得出來他們費盡力氣想要突破在醫院裡已經變成一套固定步驟的行為，好對瓊安和我展現他們並未忘記關於照護所學習到的東西。為此天人交戰的並不只有他們。許多醫療保健的工作者存在著真正的渴望和承諾，想要做對的事，即使他們置身在體制巨獸的肚子裡，被脅迫要控制成本，要在指定的時間內盡可能看更多病患。為什麼某些醫護人員無法與病患和家屬有所連結，有些卻可以，對於這一點我們所知有限。我們也不完全了解，為什麼神經科醫師（就我們本身的例子而言）等專科醫師會在這方面有所欠缺，但是其他醫療服務，比如安寧緩和照護和初級照護，就顯得好太多。問題是出在構成臨床醫療服務的高度專門化、自我選擇方式，還是他們原本就沒有能力即時對他人感同身受？我們確實明白的是，如果一門專業看重人性照護的價值，像護理或是物理治療師所做的那樣，那麼病患和家屬甚至是所有醫療工作人員，都會得到更好的結果。

08 施與受的每一天

瓊安生病的初期階段，把我猛然推入了危機模式中，但是承受著那種高度擔憂和不確定性的同時，還要給予她所需的照顧和關心，實在是不可能做到的事。她失智和失能的狀況殘酷地持續惡化，到了第三年，我明白我需要一份計畫，好安排嚴重慢性病的長期照護工作。

我想，打從一開始，瓊安就很驚訝地發現，我居然可以為她和家人辦到所有的事。她並不懷疑我的愛或承諾，但是她當然從沒看過任何跡象，顯示我可以把我們家打點得很好。一開始，她會一邊謝謝我，一邊有些嘲諷地聳聳肩，暗示我說，如果早知道我這麼能幹，她一定老早就叫我一起幫忙了。向我表示感謝時，她會感到內疚，因為她把家務重擔移交到我的肩上，而且她會向我道歉，即使她還得應付自身所有的失能狀況，這讓我感覺更加難過。然而，隨著時間流逝，這股動力也漸漸消失。

如果需要照護的人不曾在我的生命和我的世界中占有核心地位，我絕對無法承擔失智照護中接踵而來的難關。我感覺到深刻的道德和情感責任，要回報瓊安長久以來在生活上讓我愉快度日的照料。但是，驅使我的不是一種盡義務的感覺；而是出自本能地渴望看到瓊安快樂而且舒適，或是至少不要不快樂、不舒服。瓊安自己化一切為可能。在那十年中的大部分時間裡，她以某種方法維持住她的溫暖個性，並與我保持連結，雖然程度逐漸在消減中。儘管如此，她對我的反應還是比她對周遭其餘的一切更加持久。那種豐富讓我們的照護經歷充滿能量，召喚出我自己的活力，讓我們能夠維繫我們之間重要的連結，只要還沒被失智症奪走，就會持續下去。有些時候，當我們同時對我們自己比以往有更深入的認識時，個人隱而不顯的那一面便表露了出來。照護之中的交互作用所帶來的好處，是同時深化了我們在親密性與共通性這兩個層面上的人性體驗。

在我們隨著病情發展更向前邁進時，瓊安依然盡她所能地協助日常家務。她督導我，教我要做什麼，又該怎麼做。當她喪失認知功能，開始退縮到自己內在的時候，這些也跟著停止了。同樣地，在瓊安還辦得到的情況下，她堅持要我們與社交圈保持聯繫，有好幾年我們繼續外出吃飯、參加宴會、接待客人，直到邀請開始減少，因為人們似乎對瓊安的失能狀況不再感到那麼自在。我依然會帶她上館子、看電影或是去聽音樂會，即使她已經不如以往那麼敏銳善感。週五下午場的波士頓交響樂團演出讓她十分興奮，聽眾當中有許多身體虛弱和失能的老年人，讓她比較不會覺得自己突兀。我們持續保持這項習慣，一直到她的阿茲海默症病情進入到所謂的中期。我們把時間花在陪伴孩子和孫子身上，並且有空時到緬因州的家去度假，但即使是這些滋養心靈的活動，都隨著瓊安病情的進展，變得越來越不可能了。

只要還行有餘力，瓊安便會盡其所能地參與我們的生活和我們的照護計畫。最值得注意的是——也是最重要的——她竭盡全力對她自己和我們的生活保持積極樂觀。直到她再也辦不到。

＊＊＊

在最初的幾個月和幾年，我們適應了一套日常作息。我會在早上六點到六點半之間叫醒瓊安。我帶她去浴室，遞給她衛生紙，幫她洗手，然後幫她穿上慢跑褲和運動胸罩，好去地下室做我們的體能訓練。運動過後，我帶她去泡澡或沖澡（她喜歡前者，而且後來發現這對我們而言比較輕鬆），幫她脫衣服，幫她進出浴缸。起初，她會設法自己用肥皂清洗身體，用洗髮精洗頭髮。後來，就變成由我來幫她洗，並且幫她把身體擦乾，然後吹乾、梳理她的頭髮。在那之後，我會帶她回臥室，到了她的病情惡化時，最後我得要幫她穿衣服。我幫瓊安拿出衣服，讓她看看她喜歡哪一件。到了某一天，她不再告訴我她想穿哪一件。她的認知退化嚴重到她會持續默不作聲，甚至簡單的問題也會讓她覺得困惑。所以我得去做些之前從沒做過的事，或是沒想過自己會需要做的事：為她挑選洋裝、裙子、長褲、襯衫、毛衣和夾克。而且到後來，我會在我母親和我女兒的協助下幫她買新衣服。瓊安的穿著一向典雅，所以我會確保她看起來打扮得體，即使在阿茲海默症進展到晚期的時候。

在我們起床穿好衣服後，我會帶瓊安從臥房走到廚房，她會坐在那裡等我準備一份健康的早餐。一開始，她會自己吃，但是之後我得要餵她，我學會慢慢餵，這樣她才不會被食物噎到或被飲料嗆到。用餐巾擦乾淨她的嘴唇、幫她把手擦乾淨之後，我會停下來想想眼前這天的工作，今天晚上和接下來幾天的晚餐需要些什麼，包括該採買些什麼，以及該怎麼把這件事塞進我們密密麻麻的時間表中。我們就這麼開始在照護中施與受的一天。

看著瓊安日漸退化，並且必須幫她處理這些生活最基本的瑣事，一開始讓我覺得很挫敗。但是在傷心與沮喪中，不論日子難熬還是稍微好些，覺得破碎還是完整，我都持續不懈地照顧她，無論要做的是什麼。這成了我們關係中習以為常的部分，成為她對我的期待以及我對自己的期待。除了殘酷、令人恐懼的時刻——這樣的時刻何其多啊——也有很長的時間，我們共同達到了某種平衡與和諧。在可能性已經變得稀少的情況下，這些時刻便成為最美好的時光。沒有發生什麼特別的事。瓊安的病情反正沒有好轉。退化依然持續著。但是定期地，我們會到達重要的時刻，那是照護的施與受似乎達到平衡的時刻。照護就是這樣。痛苦並未消失。該完成的工作並未減少。但是，在這最為磨人的疾病所設下的極端縮減的限制中，我們感到幸福。只要我們在一起，在這樣的時刻中，我們覺得自己可以應付得來。

瓊安會對我說：「看吧！沒那麼糟嘛！」她會露出牙齒、整張臉笑了開來，同時以溫暖與容納的姿態，敞開她的雙臂和雙手。在這些時刻，她會露出打算否認失能對她有所影響的模樣，或者甚至完全否認她罹患了阿茲海默症。在其他時候，我感覺到她想要藉由這些說法，支持和鼓勵我進行照護的日常雜務——對於我做這些工作她顯然感覺愧疚，尤其是在一開始時。「你辦得到，亞瑟！你辦得到！」

就像這樣，她會鼓勵她自己：「沒這麼糟。我還是可以做很多事，做大部分的事。別擔心我——我沒問題的！」她真的這麼想嗎？我很懷疑，但是她覺得這些話很重要，可以讓我們兩人繼續走下去。事實上，這些話確實讓我們繼續走下去，但是每次她這麼說，都讓我感到心碎。

就在這不斷進展的神經退化疾病奪走她的洞察力、判斷力以及語言能力之前，在我們最坦誠的時刻裡，瓊安會簡單地說，「謝謝你，亞瑟。我們可以度過難關！」或者她會保持沉默但虛弱地對我微笑。在這個階段，我們還可以一起繞著清新池散步很久，或是從我們家走到哈佛商學院的校園再折返。在緬因州時，我們可以出門沿著長長的路走到海豹灣（Seal Cove）。瓊安喜歡這些散步，她已經看不見的眼睛會試圖聚焦並看著我描述的景物，即使她漸漸因為病情而變得沉默，臉龐依然會煥發出明亮的幸福神情。我們繼續享受黃昏時刻的葡萄酒以及家人、朋友的相聚，但瓊安似乎退出了交談，即使她以笑容表露出她的喜悅。

只有在這些相對穩定、稍縱即逝的溫和狀態下，我們才有可能上餐廳、一起購物，並且開車兜風享受秋日的乾爽或春天的溫暖，所有這些活動顯然帶給瓊安快樂。當我們的生活範圍越來越局限在既讓人安心又舒適的家中，我可以察覺到瓊安正在發生變化。儘管大部分時間沒有交談，我們卻經常親吻、跳舞、彼此依偎，而且在最美好的時刻裡，我們依然是一對戀人。瓊安充滿深情，但是她越來越常以淡淡的微笑回應我的親吻和愛撫。這對於我，以及正好在這樣的時刻來訪的彼得、安妮和我母親來說，已經足夠了。不過回想起來，那些時刻就像是一根慢慢熄滅的蠟燭。火光逐漸消逝，有時幾乎難以察覺消逝的痕跡，但從不稍止，連帶帶走了她的語言能力與敏銳善感。

當我試圖敘述這些我與瓊安共有的病痛與照護的漫長經驗時，我發現，自己不斷受到我所描寫的失智症中那些根本難以言喻的特質所挑戰：毫無章法的隨機狀態、情勢逆轉又中止、窮於應付的細瑣事務以及非線性發展的病情時程。一份按順序推移的紀事應該讓讀者緊緊跟隨時間的進展，明確標記出經過了多少星期、多少個月、多少年，但是像我這樣沉浸在耗盡一切的當下之際，時間變得越來越抽象而且相對。每一件事物都在我記憶中化為與瓊安受損程度相關的內容——輕微、中度、嚴重和末期——但是我無法確定每段病情發展階段各延續了多長的時間。在那漫長、黑暗的十年，我看不見未來，甚至連想都不敢想。我們的過去感覺十分遙遠，與現在已經毫無牽連。時間就只是流過，穿插著許多危機時刻。當瓊安和我跳舞時，我們一起舞動，沒有往任何目標前進，只是在原地前後擺動。我們以往總是向前邁進，打造我們的未來，為更美好的時光做準備。現在我們只是一同在時間裡停留徘徊，而且不知為何覺得這樣必定就夠了。事實也確實如此。

這是一種體驗時間的新方式，然而，這意外地令我感到解放。瓊安始終以一種不是那麼匆忙的步調在行動。但是在以前，不管我做什麼——走路，吃飯，甚至只是說話——我總是一副要比時間快一步、快沒時間了的樣子。瓊安的行動步調則較為沉著、周全、從容。對我來說，只有在我與病人一起、專心傾聽病人訴苦時，時間才會緩慢下來。當我們一開始得知瓊安的診斷結果時，我立刻就擔心我會變得更加狂亂，並且把自己搞到筋疲力竭，拚命地試圖完成每件事。到了瓊安病情的最後階段時，這樣的狀況確實發生了，但是在這陰鬱的十年裡，隨著我為了照顧瓊安和為我們兩人所做的事情越來越多，大部分時間我確實慢了下來，讓自己的步調配合她。

隨著時間經過，我變得以更柔軟、更溫和的方式來單純過生活。我開始真正地享受這樣更為從容悠哉的時間體驗，而且除此之外，這對我還產生了療癒的作用，讓我的高度緊張鬆弛下來，並改善了我的整體健康。瓊安現在在我的照顧下，如果她俯身嗅聞花香，我也就需要這麼做。我需要像她會做的那樣，去觀看並感覺我們周遭的一切，這樣我才能為她說明和描述她越來越難以感受和體驗的事物。我為了她而以這種方式置身在當下的需求與渴望，改變了我的敏感度，改變了我自己對她的痛苦以及對這個世界的體認和敏銳。

瓊安的病痛中殘酷的一點是，在敘述我們的照護經驗時無法獲得其中關鍵的一部分：瓊安的觀點與體驗。病痛經驗屬於受疾病折磨的病患所有，當然，隨著時間經過，照顧者的狀態也會從一名旁觀者成為病痛經驗的共有者，經常會幫助受苦的病患度過所有過程。

正是在這共同參與中，照護變成了一種讓人豐富的、人性的歷程。當阿茲海默症這類神經退化病症奪走了病患的認知和觀點時，人與人之間的聯繫就變得更加難以掌握。我們相當幸運，瓊安能夠有很長一段時間保持積極樂觀，她下定決心在自己的照護過程中盡她所能發揮作用，但當最後喪失了認知能力，就等於逐漸失去了自己。瓊安畢生都是個行動者。她是天生的運動員、戶外生活的愛好者，在行動之時閃閃發光。無論健行、打球、登山或只是散步，她都因為活動而覺得專注和安定。即使是她開始生病之後，我發現站起身來活動會帶給她相當的平靜，對我也是。瓊安的心智活動就有如她的身體活動一般豐沛，但是她這兩方面的特質都逐漸消逝，只留下些微痕跡讓我揣測她的心情。她退縮至自己的世界裡，越來越無法分享或表達任何時刻她內在世界的風起雲湧。

這段在照護中平靜而又安定的錯覺開始瓦解了，即將被日益高漲的焦慮和無法隱藏的恐慌所取代，無論我還是她都無法控制。她的性格變得易怒而且難以預測。瓊安無法解釋她對我的情感何以出現變化，但是我明白（或許她也是）那些平靜只是錯覺，隨時都有可能變形，成為恐慌和內心的痛苦。對於內在的自己究竟發生了什麼狀況，她一個字也沒有對我說，雖然她有時候會對我抱怨她覺得暈眩，另一種表達方式則是說覺得不舒服。隨著失智症的惡化，她越來越無法精確地表達自己的感覺。

接著，平衡點開始偏移，她的問題嚴重加劇，我不知道做什麼才會有效，於是我們陷入極為悲慘的歲月裡。我把這些一天接一天、一禮拜接一禮拜的恐怖日子，想像成瓊安大腦中的神經網路進一步鬆解所造成的結果，讓她的墜落進入另一個更加黑暗的苦難階段。她在行為上、情緒上和認知上的問題，讓身為主要照顧者的我看來原本就已經很艱難的照護工作，更提高了難度，而且摧毀了我認為自己有能力對抗我們的難題並繼續照顧她的自信。在這樣的時刻中，我們之間的關係劇烈地起伏不定，彷彿我們之間的愛情基礎正在崩解。然後我們之間的相處情況會穩定下來，至少維持一小段時間，雖然整體的狀況已經又往下掉了一層。

就在接管支票簿和家事雜務的同時，我也接管了所有需要閱讀文字的事項。我為她朗讀報紙、雜誌、書本，這帶給她快樂，直到她的短期記憶能力嚴重受損，她再也跟不上並理解我所朗讀的內容。在這種情況下，當我為她朗讀時，她會生氣，所以我們就改看電視、聽廣播，我會為她解釋故事。最終就連這些活動都讓她感到難以負荷，這讓我十分不安，因此我不再看電視或聽任何東西，除了音樂以外，我認為音樂或許可以讓她平靜。在這個時候，瓊安看來很心滿意足，她不發一語地安靜坐著，同時我安靜地自己閱讀。即使是如此簡單基本的知性生活，到頭來也不復存在，因為瓊安會對我的沉默發怒。最後變成我們一起坐在沙發上，我握著她的手，並且緩慢輕聲地對她說話，再告訴她一次我們家最悠遠的故事，希望她的怒氣可以因此平息下來，這樣她才能準備好就寢。

當她的認知退化到極為嚴重時，瓊安再也無法獨自到處走動，此時就必須待在家中。我母親在我家幫我忙的那個時候，已經高齡九十多，所以我不能期待她可以在我去上班時一直陪伴瓊安。我需要繼續工作，除了基於經濟因素之外，這樣也能讓我在照顧者這條路上繼續走下去。必須另覓他人協助的時刻終於到來，我得找人在家裡幫助瓊安，以免她迷失在周遭事物中而受傷。與其他的阿茲海默症病患照顧者不同的是，我不需要擔心瓊安在外遊蕩迷了路，因為視力受損限制了她的行動。我和在波士頓當精神科醫師的弟弟討論，他告訴我有一名社工會幫忙家庭照顧者尋找居家護理員。透過社工的幫忙，我找到了希拉（Sheilah），她是一位活潑的三十多歲愛爾蘭裔美國女性，跟著母親和外祖母一起投身半職業性質的照護領域。她有照顧年邁失智症患者的經驗。

這事發生在阿茲海默症發展階段中瓊安還能夠明白我想要做什麼的時期，她堅決而強烈反對雇用希拉。我試著說服她，讓她理解我們別無選擇：我不斷地解釋，我得去上班才能養活我們倆，而她已經沒辦法自己一個人待在家裡。但是她聽不進去，直截了當地拒絕希拉或是任何陌生人待在她的房子裡。

我知道，阿茲海默症病患普遍都有拒絕的情形。這有一部份是心理因素──一種因應能力喪失的防衛反應。但這看來也像是大腦本身因神經網絡出現災難性瓦解所形成的生理反應，致使受此折磨的人拚命掙扎著應付逐漸消失的記憶、無法集中的注意力、損壞的詮釋系統，以及就瓊安的例子來說，還有失明。這些可怕的喪失，使得瓊安不可能有效地處理生活上的尋常事務，而且破壞她的自主性、摧毀她的判斷力，迫使她必須高度依賴別人，以致她感到自己的身分認同核心受到威脅。的確如此。對瓊安這位能幹又獨立的女性、總是以高度認知能力運作的知識分子，以及仰賴受過訓練的眼力和見多識廣的敏銳度的畫家兼書法家來說，這是十分致命的打擊。

希拉在瓊安尖銳反對下來到我們家工作，即使如此，瓊安依然繼續激烈地抵抗著。她拒絕承認希拉的存在，甚至不對她說話。從未對任何人說過一句刺耳殘酷話語的瓊安．克萊曼，卻辱罵希拉，貶低她，並且重複地以最明確的方式吼著說她絕不會容許希拉待在她的屋子裡。但是我們沒有選擇，所以我繼續僱用希拉，而希拉則展現出令人讚揚的耐心和容忍，她告訴我，她有過遭受拒絕的經驗，並且以和善的堅持予以克服。經過艱困的好幾個月，她們之間終於在情感上有了聯繫。又過了幾個月，她們變得形影不離。希拉平日從早上九點工作至下午五點，我則從下午五點到隔天早上九點在家陪瓊安，週末由我全天候陪伴。每個星期一早上，當我們吃完早餐的燕麥片或煎蛋捲，瓊安便會開始反覆地問說：「希拉在哪？」直到希拉來到我家。然後在下午快要五點的時候，此時她和希拉一起待了一整天了，她會同樣地每隔幾分鐘就反覆地問：「亞瑟在哪？」

希拉對我們的重要性，再怎麼強調都不為過。要是沒有希拉，或是像她這樣的人，我既無法繼續我的教學和寫作，也無法堅持繼續照顧瓊安。如果照護的重擔沒有減輕，我可能會憂鬱沮喪、身心失常，或是完全放棄。無論如何都會是一場災難。希拉不只是在平日分擔了我的壓力，她與瓊安之間發展出的親密情誼，大大幫助瓊安願意跨出家門四處走走。希拉和瓊安一起享受人生。她們外出購物，去兜風、散步，去看電影、吃館子，去公園逛逛，和朋友見面，去看博物館，以及進行許多其他活動。瓊安不只是讓自己接受照顧和陪伴，而且非常享受她與希拉一起外出及共度的時光。希拉為瓊安的日常生活所帶來的改變與多樣性，減輕了瓊安覺得自己成了我的負擔的愧疚感，這種失敗和自責的感覺會讓她不時落淚。希拉也鞏固了我和瓊安之間的關係，減輕了主要照顧者與接受照顧者雙方的壓力，同時創造出一個並行的照護關係，再加上我母親、我兒子和女兒的幫忙，讓我們得以能夠在家中照顧瓊安。希拉與我的家人並不比我更能扭轉瓊安的病情。阿茲海默症繼續毫不留情地一路進展下去。對於阿茲海默症失智症狀的照護，目的從來不是要讓病患的病情好轉；病情只會每況愈下。但是照護可以控制失智症，並且讓所有參與者（包括主要照顧者）熬過這漫長的旅程。即使是我正在描述的這些小小改變，都可以維繫照顧者和被照顧者之間的關係，有助於避免照顧者筋疲力竭，減少雙方的無力感，讓家庭照顧變得可行。

希拉與瓊安發展出來的堅定情誼，似乎有助於減緩病情的發展，或者至少給了我們這種感覺，所以才能形成我之前所提到的那些平靜、接受的時刻。這些重大的勝利，無論在這全面慘敗的境況中顯得如何微不足道，都足以讓我鎮定下來並繼續走下去。最重要的是，這促成了我們在觀點上的改變。我們家中所有人對自身生活所設下的一些限制，現在看來都像是建立在錯誤的理解上，或者，從最寬容的角度來看，是言之過早了。我們從瓊安身上這些小小的成功中獲得了勇氣，並且尋找一些方式來打破我們自我設限的外殼。我記得我們計畫外出或舉辦活動，從參加宴會到只是去街角的商店轉轉，同時揣想著瓊安能不能辦到，或者是我能不能和瓊安一起辦到，接著我又領悟到：管他的，反正事情也不會更糟了，於是阻止自己繼續胡思亂想。如果情況變成一場災難，那也沒關係。我有足夠的經驗可以應付。但是或許，只是或許，這段經驗可能會充滿人性溫情，瓊安的臉龐會為之一亮，甚至出現一瞬間的快樂。

在這段相對穩定的期間，也就是瓊安接納希拉進入我們生活之後的最初時期，我開始寫日記，做為一種處理我自己思緒和情緒的方式，並且讓我自己有一些獨自沉思和放鬆的時刻。某天傍晚，我寫了一段文字描述瓊安和我能夠共同分享的正向照護經驗。

我從辦公室回到家：很疲倦，沉思著這天發生的事件，並爲我將會發現什麼而憂心。現在時間是下午五點，二〇〇六年於劍橋某個美好暮春的工作日。清新的微風吹著，陽光不是太炎熱。在我走進家門時，希拉走出來與我擦身而過。她微笑著輕聲說：「還不錯，瓊安問『亞瑟在哪』沒有超過二十次。」

瓊安以發亮的臉龐喜悅地迎接我，同時張開著雙臂。她誤判了我所在的位置，失明的雙眼望向了我的後方。我親吻她的臉頰，握著她的左手，這隻手以前戴著結婚戒指，直到她開始會拔下戒指亂放（我已經把戒指存放在附近銀行的保險箱裡）。我親吻她的手並帶她去日光室，在那裡我可以爲她描述花園的景象，我們隱密的花園，四周圍繞著木製柵欄和叢叢雲杉，裡面有高大的松樹和老欉垂絲海棠（crabapples），還有許多種類的花。她以往是個勤懇的園丁：種樹，除草，培育花木，也培育人們。她讓我們一家如花綻放……

經常發怒。但是此刻，她看來很快樂。而看見這樣的她，讓我也感到快樂。我有工作得做——煮晚餐；幫助她用餐；帶她去書房，我們才能一起看電視新聞，我可以試著爲她解說今天的新聞；也許晚上帶她沿著街道散散步；幫她洗洗澡、上廁所、換睡衣、準備睡覺；回答她的問題，同時告訴她我今天發生的事；或許她會記得自己怎麼度過了這一天，但是應該不會；然後幫她刷牙，並且窩進被子裡。我會跟她一起躺到床上，把她緊緊抱在懷裡。如果一切順利，就像最近幾晚的情況那樣，瓊安會比我早入睡，然後我會溜下床，鎖上門，處理帳單，洗碗，查看電子郵件，或許讀讀今天的報紙，或準備明天的上課內容。而這就是今天所發生的事。

我回到臥房，在沉思默想中看著她。我們結婚了這麼久，而且迄今我已經照顧她這麼多年，讀著她的表情，就像是在進行靈閱（Lectio Divina）（一種藉由默觀及祈禱緩慢閱讀經文的古老祝禱方式）。我緩慢地將目光游移過她高聳的顴骨和彎曲的眉毛，輪廓鮮明的鼻子和細長優雅的頸項，就如同我正在閱讀聖書一般，並且從她柔和的呼吸中辨認出神的臨在。她依然十分美麗，而且散發著存在感然而斑白的頭髮和腫脹多斑的皮膚，讓她看來衰老了許多。我記得，我也老了許多。在這裡有某種特別的東西撫慰著我的心靈，我彷佛能夠感覺到命運正在爲我們籌畫些可以解決難關的什麼。但是要如何去做？

是瓊安的退化狀況控制了她還有我。但我不讓自己想得太遠。我試著讓自己專注於此時此地。許多糟糕的日子已經讓我有所準備，保持警覺和謹慎；準備好面對下一次的往下漸漸沉淪。至少，藉由每次只專注在一個行動上，我可以感覺到彷彿我對我們的生活施加著某種程度的掌控，儘管我明白這只是一種有益的幻想。

我把接下來約莫十二個小時該做些什麼想了一遍。晚上我該什麼時候叫醒她上廁所，這樣她才不會弄髒自己？我們需要早上幾點起床，這樣她才有足夠時間在她能力範圍內盡量充分運動，然後我也有時間幫她洗澡、穿衣服？早上我需要幫她拿出哪一份藥？挑什麼衣服？煮哪種早餐？接下來，我便預想新的一天會有什麼挑戰。她醒來時會發脾氣，還是疑心病發作？

我是瓊安的主要照顧者，但我也需要讓我已成年的子女、孫子、我九十四歲的母親和其他家人與親近好友們，了解她的最新狀況——以及我身爲照顧者的狀況。每個人都擔心我們兩人。我已經習慣每日作息的流程，但是每隔一陣子情況會變糟，我便會再度懷疑我能否熬下去。我明白，在某些時刻，我沒辦法再撐下去。那麼然後會怎樣？我趕快改變自己的思路，這樣我才能暫時忘記那個恐懼；也忘記失去和傷痛，忘記愛與忠誠需要些什麼。幸運的是，我有很多其他事情要思考。而且，雖然很疲累，但是我依然能夠享受短暫的平靜、溫柔，即使我讓自己像鋼鐵一樣去面對這已然變得漫長而困難重重的旅程中的另一天。一天就這麼結束了，以我身爲一名照顧者的生活而言，這天過得還可以。

費用補助對我們而言至關重要。我可以雇得起居家照護員。在日本以及斯堪地那維亞地區資源有限的民眾，也可以使用這項居家照護中十分重要的服務。但是在美國，貧窮或接近貧窮的民眾卻無法享受這項好處，使得就地照護（care in place）對於許多人來說非常困難，甚至完全不可能[1]。

當瓊安的神經退化漸漸惡化時，便出現了衰退與應變的循環。這是**慢性病**的註冊商標，是醫學上用來形容長時間處於醫療狀態的用語。每次瓊安受到的損傷到達一個新的程度，新一階段的喪失與掙扎到來時，我都得花上一段時間才能調適並開始再次感到輕鬆。希拉、安妮、彼得、我母親還有我們的其他親友，都和我有相同經驗。我們幾乎才剛習慣瓊安在功能上出現新的限制——無論是認知、視力、情緒或言行舉止上的——進一步的惡化就讓我們措手不及地忙亂尋找新的因應方式。這種循環並非是有規律的。瓊安的惡化狀況會對她與我們帶來不一樣的後果，有時是緩慢漸進的，有時候則會以毀滅性的速度進行，接著又再一次緩慢下來，進入一段時間的穩定期。正當我開始覺得可以掌握到自己需要做些什麼時，情況就似乎又再次陷入混亂，在最後幾年，瓊安和我便彷彿淪入地獄的下一層中。她的情緒變得更加陰晴不定、難以預測；她會交替出現悲傷、生氣和容易受到驚嚇；偶爾，她會短暫表現出近乎妄想的猜疑。這種狀態延續了數年之久，而且也會惡化，此時瓊安便出現間歇性的幻覺與錯覺。舉例來說，她會開始大聲說話，彷彿正在跟某位老朋友或家人講事情，但是其實對方根本不在身邊。她有時候也會表現得彷彿這間房子和住在裡面的人全都不是真的，彷彿她的食物被下了毒，或者我們有人在窺視她並記錄她的祕密，不過為時都極為短暫。

這種混亂又無法控制的狀態讓照護工作變得更加複雜，而且使得帶瓊安出門購物或上館子吃飯變得更加困難。她可能會在車子行駛之際突然衝動地想要打開車門，或是在咖啡廳或餐廳裡大吵大鬧。在商店裡時，她可能會忽然發火，堅決要求離開，或是與收銀員為了像收據的顏色這類可笑的事或芝麻綠豆大的小事爭吵。希拉和我帶著瓊安去認識我們的當地商店或用餐的地方時，商店老闆、服務生、售貨員和銀行出納對這些帶來麻煩的行為都不以為意。他們會笑一笑、比個安慰的手勢或是聊起別的事轉移注意力，以稀鬆平常的態度看待這些插曲。認真說來，他們也成為我們照顧網絡中的一部分。

並非所有的鄰居或社區其他熟人都能在這個階段展現這樣的同情——有些人會走開，喃喃抱怨說些傷人的話，或是在社交上已經把瓊安當成死人，無視她的存在——但是許多人以最實際、最寬容、最人性的方式幫助我們。就像中國人的說法，他們給瓊安面子：他們讓她能夠維持一種她依然參與其中的感覺，而且他們有助於保護她對自己的感知，以及保有她的尊嚴，即使在情況惡劣的時刻。

這真是既悲哀卻又發人深省的諷刺，因為這樣的深切關懷大半發生在我們當地社區裡——在銀行、附近雜貨店的結帳櫃台，甚至是大型超市裡——比起她每半年去接受檢查的教學醫院，更要常見許多，而那還是阿茲海默症病患經常來來去去的醫院。教學醫院裡的接待員、護理師和年輕的實習醫師，都十分機械化、漠然並且缺乏基本禮貌，但在別的時候他們卻可以表現得和藹可親、樂於助人。

然而有時候，當我與適應及照顧的重擔奮戰時，也會在自己身上看見相同的缺失。當瓊安的認知與情緒受損極為嚴重，而且有時變得非常吹毛求疵、令人惱怒，此時實在很難長久維持振奮的態度。專業醫護人員要看著不只是一名阿茲海默症病患歷經這段漫長而磨人的下滑旅程，而是一連串的患者，還得表現出失智症患者與照顧者極為需要的禮貌、包容和樂於助人的人性溫情，我無法想像這是一件多麼艱困的任務。沒有了那樣的仁慈和讓人獲得動力的溫暖，這份苦難的重擔會變得難以承受。而且有證據支持一項基於常識的結論：盡力維持個人的人性面貌，也能使照顧者受益，無論照顧者是家人或專業人員。這樣做會產生一種較大的使命感，減少筋疲力竭的狀況，甚至能夠使這份原本會讓情感枯竭的工作變得有意義，有時候甚至會帶來喜悅。這也是我本身的經驗。短暫的休息加上各種資源，會帶來很大的幫助，但最終還是要歸結到對特定某人的承諾，這樣一來，對方便有助於讓關係維持活力，即使在健康受損的時候亦然。

反過來說，悲苦、憤恨或疲憊帶來的磨損發揮作用時，照護關係可以很快就變得失常，或是更糟，有時會落入語言和精神虐待的循環，甚至是肢體暴力。由於困難重重，照顧者需要保持警惕，對於情緒的擺盪和其他警訊要提高警覺，而且不只要注意照護的對象，也需要注意自身的變化，這不僅是為照顧者自己好，也是為他們的「職責所在」好（不論那是家人還是客戶）。很幸運地，在我身上並沒有發生這麼可怕的淪陷，但我確實偶爾會對瓊安生氣，通常是因為我感到沮喪和疲憊。當我察覺自己的所作所為，並且再次告訴自己，瓊安所受的折磨比起我自己的重要得多，這時我便可以在自己脾氣發作或說話傷人之前阻止自己。毫無疑問地，我受過的精神病學訓練幫了我一把，瓊安多年來對我的影響也是，我因此變得溫和，願意開放自己進行自我批判。大多數的照顧者並沒有獲得這麼妥善的準備，但他們依然繼續投身其中。

以照護為題材的著作，通常沒有考慮到被照顧者這個核心角色。照護關係中包含了雙方承諾付出的努力。瓊安積極地參與她自己的照護，一直持續到她生命的最後一年。她的投入使得照護工作能夠運作下去——有時候也形成妨礙——但她總是存在於其中。在一開始，她和我都著重在她照顧自己的能力，因為她極大部分的身分認同都根植在她的能幹和自給自足的本事。當她的失能狀況越來越嚴重時，這些便減弱了，儘管她非常努力地想保住。幾乎在每次照顧的互動，都是藉由情感上和精神上的互助互惠在支撐。如果缺乏這一點，雙方之間的信任便會微乎其微，甚至根本沒有。瓊安對我的回應，是如此溫暖而且充滿感激，無論在精神上或身體上都和我如此緊密相連，無法從我進行的照護中切割出去。當瓊安變得抗拒或猜忌多疑，如同她在生命即將走向終點時的狀況那樣，照護工作就幾乎不可能進行下去。

身為瓊安的主要照顧者這十年期間，改造了我的人生。我經歷了痛苦和失望，失敗和疲憊，艱難疊加著艱難。我也變成了一個不一樣的人，一個更好的人。我比任何其他時候都更加了解人生，以及如何活出美好的人生。我沒有因此變得憤恨或憂鬱，儘管在情況最糟的時刻，我可能一度漂向絕望。我從未失去希望，儘管我對我們及我們共組的家所抱持的希望，從聚焦在我們兩人身上轉移到著重在孩子和孫子身上。我無法否認，在那些最黑暗的時刻中，我感到毀滅與絕望，但是那些時刻轉瞬即逝。照顧讓我覺得自己在與他人的關係中更加堅強，同時變得更好。照顧促使我從強烈的企圖心和一心一意對工作的沉溺中解放出來。照顧讓我學會以體貼的態度去面對我如何過活、如何理解家人以及日常生活的瑣事，而這些，到頭來便是活著的目的。我變得體貼許多——老實說，是多了非常多——而這將我重新引向真正重要的事。有些人，大多時候是女性，從照顧嬰兒和幼兒中學習到這一點。我則是從照顧瓊安中學到的。照顧教人懂得謙遜：你會了解到，無論你在某個領域如何能幹、成功——而且無論你多麼拚命努力試圖讓事情順利進行——壞事就是會發生，而且你常常完全無能為力。我學會接受一件事：世界不會順從我的意志，所以我必須去適應，有時候還得做出重大或令人不舒服的改變。但是我所學到的更甚於此；在我內心最深處，所有我真正可以掌控的事，是我如何對應、如何回應。就是這一點，讓那些年的經驗不致一無可取。我母親非常言簡意賅地對彼得和安妮形容這點：「這讓他變得像個人！」

中文有句話叫「過日子」，指的是要以負責任的態度生活，才能為家人帶來好運。其中有一部份的意思是指，陶養自己為一個成熟的人。我並未在人生的早期階段就精通這項工作。我是從瓊安的生活方式以及她照顧我和我們家人的方式中，開始學習到這件事。這實用的一課一直延續到換我來照顧她。我從付出關懷中學習到體貼。關於我在那段期間所產生的變化，其實簡單來說或許就是我反映出了瓊安的為人，我承接了許多瓊安在受到阿茲海默症影響之前讓她之所以成為她的特質。我吸收了她人格中最美好的部分——關懷，冷靜，注重細節——或許缺乏她自然的優雅，但絕對擁有她的使命感。

就在照顧瓊安的最後幾年間，我會規律運動，睡得比較好，會空出一些時間真誠地自我反思，並且學會在許多彼此衝突的需求中維持不輟。過了初期階段之後，我的健康問題在壓力下其實變糟了，我認真地設法解決那些問題（並且實行壓力控管），因此在那悲慘十年結束時，我變得更加強健並且健康許多。我也學到如何在當下發掘快樂，並且在壓力之下放鬆，尤其是針對我的工作時。這段時間裡，我藉由主動培養人際關係，深化了我與家人、朋友間的連結。瓊安病情的惡化以及隨之而來的許多難關，這個根本的現實絲毫無法被這些所改變。那些可怕的結局全部都發生了，正如我們早知道的那樣。然而透過某種難以理解的方式，我從中脫胎換骨了。

這段讓我的人性變得更加完整並且成長為更加成熟的亞瑟的過程，讓我可以承受摧折，並且在一起忍受我們人生中最艱苦、最動盪的階段之際，我還或許可以給予瓊安協助。許多人在討論面對逆境時的「復原力」（resilience），但是對我來說，這個字眼帶有太過正向的意涵，甚至有勝利的意味。在歷經過真正嚴重的病痛、照顧經驗和喪失之時，沒有人不會傷痕累累並失去對自己而言最為重要的事物。「堅忍」（endurance）對我來說比較貼近我的經驗。照護這件事，關乎的是持久。

當然，正如身兼醫師與哲學家的威廉．詹姆斯（William James）在一百多年前所了解到的，我們生活在一個「多元的世界」（plural universe）當中，這意味著社會、社區、家庭和個人有著多重的、不同的、富變化的，甚至是矛盾的經驗。結果便是，在面對人生問題時，有許許多多不同的應對方式。我們一樣需要將照護理解成具有多元而變化多端的樣貌，因為有多少不同的照顧者和被照顧者存在，就會有多少不同的經驗。我自己所能透露出來的，就只有這麼多。需要藉由其他的照護故事來加以擴充，才能闡明照護的多種面貌。每一種情境，都在各自當地的環境中運作著，有自己獨特的經濟壓力、家庭和人際動力以及社會習俗，所有這些要素都會影響我們如何做決定、分工和照護的其他所有關鍵過程。以我自己與希拉的經驗為例，如果我們在照護的軌道上能更早了解到居家照護員所能提供的一切，瓊安和我都會因此受惠。我之所以決定聘請居家照護員，是迫於瓊安的失能狀況惡化以及隨之而來的照護需求所造成的問題，在這樣的壓力下這個雇用決定幾乎是一項不得不為的緊急處置。時間急迫到無法為此做好準備，或是徵詢可行的替代方案。正如事實所呈現的，我們極其幸運可以找到希拉。但我知道，其他面臨相同狀況的人沒有這樣的好運。極為重要而且刻不容緩的是，當阿茲海默症的診斷結果一出來之後，醫師在因應眼前的狀況擬定計畫時，就要釐清將居家照護員和其他照護支援列入考慮的重要性，或至少將病患與家屬轉介給在這方面具有專業知識的同仁。專科醫師並沒有努力設法告訴我們眼前等著的是什麼，或建議我們如何重新調整生活和期望，來面對任何可能的狀況。

許多照顧者都面對令人痛苦的抉擇，而且沒有哪兩種處境是相同的，但是從其他人的經驗當中，我們可以同時尋得智慧與安慰。艾麗絲・蔡（Alice Tsai）是位五十五歲的迷人華裔美籍女企業家，她的初級照護醫師將她轉介來我這裡治療與家庭照護相關的憂鬱症。她感到很絕望，被困在與一名年長她許多的中國房地產開發商之間長達三十年的婚姻裡，這位開發商經歷連串的多次中風，造成他身體右半邊十分無力，影響到行走和手臂的使用，還使得他口齒不清。他得靠她幫忙穿衣和洗澡，以及處理其他日常生活上的事務。艾麗絲滿懷辛酸地述說自己被迫照顧一個拒絕讓她滿足養兒育女願望的先生，而且多年來他並未善待她，她對先生在感情上已經開始感到疏遠和怨恨。照護工作讓她更加覺得自己過著孤寂的生活。

治療憂鬱症大幅減輕了她的情緒重擔，並讓她能夠處理那個我與她都同意是關乎道德的難題。她以中國傳統思維來回應那個問題，接受人生不如意事十常八九的想法。然而，有品德的人必須堅忍不移，即使面對的是不幸的結果，這樣才能提升自身的人品（我和她商量過婚姻諮詢以及離婚，但是這兩種選項她都無法接受）。她放寬了心，而且很感謝能夠找到適應自己處境並忍耐下去的方式。從某個華人在美國設立的機構僱用一名居家護理員，也讓她的照護工作變得更有可能繼續實行。我開始大為激賞她在缺乏愛情基礎下對照護所抱持的存在主義式承諾——我幾乎可以確定，這一點我辦不到。

在中西部一所大學任教的某位醫學同行，聽說了我在照護方面的研究，便找我諮詢關於他照顧帕金森氏症末期的太太長達四十年的狀況。他的兒子和女兒都將近四十歲，兩人都已結婚並育有年幼的孩子，住得十分遙遠，無法幫忙且關係疏遠。他試著要兒女幫忙照顧媽媽，但是他們意興闌珊，讓他感到心酸又失望。即使雇用了居家照護員和訪視護理人員幫忙，他依然感覺自己無法再獨自照顧太太。我問他，他認為他的成年子女為什麼不願意或沒辦法幫忙照顧媽媽。他悔恨地告訴我，他認為這跟他們如何被拉拔長大有關：他們從來不虞匱乏，致使他們自滿、缺乏責任感、自我中心，而且不習慣互惠。我建議他直言無隱地對孩子們說明整個狀況，並且清楚表明自己現在有多麼需要他們，但他卻認為他做不到。他悲嘆地表示自己從未用過這種方式和孩子們說話，而且不知道自己能否說得出懇求孩子們幫忙的話。這位驕傲、過度獨立、意欲掌控一切的父親，正遭逢他無法控制的一種狀況。由於我明白我的孩子在我向他們坦白我需要他們時有何反應，我才會建議他表達自己無法掌控情況的感受以及需要幫助的急切，並且要求子女幫忙。之後，我得知令人難過的消息，他孩子們的回應並未如我所期望的那樣，我無話可答。

我之所以會提到這個故事，是因為我們所過的生活都十分複雜而且天差地別。一個人在提供建議時，必須要保持真誠的謙卑。照護關乎的是彼此間的關係，遠甚於其他一切，而關係出現麻煩或齟齬時，很少能指望照護能順利進行，即便是以其他方式給予支持亦然。

一位好友跟我提到她那將近百歲死於心、腦衰竭的母親。在離世前兩年，她母親罹患了退化性失智症，住在護理之家中。在這之前，她在鱈魚角（Cape Cod）的一間大房子裡令人擔心地獨居了好幾年，那是她打從結婚以來居住了七十年的老家。在情況尚未明朗的那幾年裡，我的朋友——她是家中三個孩子之一，卻是唯一住在母親附近的——定期得前去處理她母親願意放手讓她幫忙的家務。二十年前她父親去世之後，她母親就一直獨力過日子，不願承認無法再自行打理一切。她的否認成為一項嚴重的問題。她母親頑固抵抗了好幾年，才總算接受自己再也無法獨自生活。到了她準備好要面對現實時，她的狀況已經差到不適合住進只協助生活起居的安養機構。一住進護理之家後——失禁，幾乎無法使用拐杖，而且短期記憶能力受損——她的喜怒無常和頑固變得減輕許多。我朋友說，她母親生命的最後十八個月裡，是她與母親相處最溫暖的時光之一。因此，她質疑時下關於老年照護的口號「就地安養天年」（aging in place）[2]是否明智。她現在相信，她母親的最後幾年如果早點從家裡搬到協助生活起居的安養機構的話，她們兩人都會快樂許多。同時她了解，她們的經驗是獨特的，只屬於她們自己，正如每一個病痛經驗都是獨一無二的，而同樣的決定在其他家庭中不一定會帶來一樣的結果。這的確就是威廉・詹姆斯的論點：年老的狀態，就跟家庭關係一樣，有著多元的現實面貌。一個一體適用的方法，無法對令人難以忍受的實際狀況提供差強人意的替代方案。照護政策就跟照護的實務工作一樣，必須從了解家庭和關係網絡變化多端的樣貌開始，這多變的樣貌意味著多變的照護型態。這類政策還需要建立在一項認知上：有約莫四分之一的美國老年人是獨居的，這表示他們受家人照顧的情形非常少，或是根本沒有。

我朋友的經驗與我本身的經驗彼此呼應，不只是關於照顧瓊安的經驗，也包括照顧我母親瑪西亞，她在瓊安過世後不久以一百零二歲高齡去世。直到去世前四年，她在哈佛廣場附近一間公寓裡獨自居住了三十年之久，完全不依賴他人，但就在年屆九十八的那個時候，她顯然很難繼續這樣生活下去。一開始，她搬來跟我住。我覺得，她在熟悉的家庭環境下生活會比較快樂。除此之外，當時瓊安剛過世不久，我也希望她來陪我。然而事實上，結果並不太理想。我母親受到我的住處拘限，遠離了她的朋友，每天就等著我傍晚下班回家，生活過得越來越孤單寂寞。這樣嘗試了幾個月之後，我弟弟說服了我和我母親接受附近一所協助生活起居的機構，這樣對她會比較好。她在那裡可以有自己的生活空間，但身邊除了會有其他住戶之外，還有工作人員會為她準備餐點、指導她做運動、安排社交活動，而且可以協助她洗澡。我母親是個相當外向的人，這麼一來她不但能夠交朋友，而且儘管身體衰弱，也還能保有一些她引以為傲的獨立。

生活起居接受協助的最初四個月，對她來說很難熬——難熬到她一直大聲問著，為什麼自己得活到這麼大歲數。「我要是死了，不是對我們大家都比較好嗎？」她會這麼哭訴。她覺得上帝遺忘她了。在這段過渡期，她看來似乎撐不久了。她跌了一跤，摔斷了大腿，而且不想要治療骨折。一名技術熟練的骨科外科醫師向她保證，就算她不打算再走路，但如果放進一根支柱讓她的腿變得穩固，會讓照顧她的人輕鬆許多，她非常不情願地同意了。我弟弟和我以及我的子女們對於要讓一位衰弱的九十八歲老人接受開刀手術，都感到震驚，但是手術結果卻大大令人喜出望外。

經過幾個月的復原後，她又可以拄拐杖走路了。當她更習慣新環境之後，她的精神變好了，也交了新朋友。到了一百歲時，她的生活好得超乎我們想像。她依舊生氣勃勃而且關心世事，她閱讀我買給她的書，並且消息靈通，對我發表她對政治和社會事件的看法。她變得更健壯，情緒也變得比幾年來的狀況更穩定些。偶爾她過得不太順心，但也有許多愜意的日子。她重新燃起對生命的興味，尤其是和家人、好友在一起的時候，而與她相處的時光反過來豐富了我們這些人的生命。到了一百零二歲時，她的生命迎向終點；她的照護需求變得繁重，致使我們得將她送往護理之家，她便在那裡去世。這又是一個老化與老年照護多樣性的例子。家庭照顧者需要抱持開放態度，接納生命末期的多樣狀態，就像生命中的大多事物一樣，這通常會基於個別生命的獨特性而有所不同。

我認識好幾位傑出的女性，她們養育著患有嚴重殘疾的孩子，同時持續保有自己的職業生涯。其中一名女性嫁給了跟她一樣傑出的丈夫；另外有兩位則在照顧孩子的初期就離婚了。後兩者都認為，她們的前夫並未準備好要終其一生照顧他們殘障的孩子。回頭來看，這兩名女性都了解，在給予殘障的孩子所必需的照顧之際，同時又要以單親媽媽的狀態維繫自己的職業生涯，是一件多麼困難的事。這兩名女性完全互不相識，但是她們使用幾乎一模一樣的詞彙來形容自己的照顧經驗。「我明白我非得這麼做不可，所以我將自己完全投入其中，毫不保留。那是萬分艱苦的事，但是你曉得，我撐了下來，而且我很驕傲我所做到的事。當我看著我的兒子（兩人的兒子現在都是年輕人了），他的狀況是那樣，讓我深受打擊，而我依然待在他身邊，但我同時又對我們倆一同走得這麼遠，並且辦到了我們做過的一切，而感到佩服不已。別誤會我的意思。我一點也沒有勝利的感覺。只為了能夠繼續走下去而必須付出這麼多，怎麼可能會有勝利的感覺？但我現在更加堅強了，而照護就是我的本分，不論情況好壞都是。」在我心裡，這一切可以濃縮成簡單一句話：「我去做，因為有事得做。」

這或多或少就像已故的《紐約客》知名作家高德曼（E. S. Goldman）為自己照顧妻子的十年期間所做的總結，他妻子最後死於阿茲海默症。他以筆名亞隆・艾特拉（Aaron Alterra），將那段經驗寫成一部極為引人入勝的著作《照顧者》（*The Caregiver*），並且在劍橋的波特廣場書店（Porter Square Books）舉辦朗讀會，二〇〇七年我便躬逢其盛。

與會者之中有一名年輕女性在高德曼講完結語後，詢問他是什麼支撐著他繼續照顧下去，即使在妻子的退化進展到惡劣狀況的最艱困時刻也不放棄。高德曼當時高齡九十四歲，駝著背站著，身軀搖晃又虛弱，緊緊握著拐杖，但依然擁有清晰無比的心智以及濃厚的幽默感，他以強而有力的聲音回答道：「這是本分！」

「您的意思是什麼？」年輕女性追問。

「妳去做，」他毅然決然地補充道，「因為有事得做。這是婚姻的一部分——妳曉得的，婚姻的誓言，就是你們共同生活數十年的方式。妳就是做！」

你去做，因為有事得做。無論男性或女性，在說明他們所提供的照護耗費了他們多少金錢，延宕了多少夢想、事業、精力和情感時，都會對我這麼說。我也是，每當有人問起關於我對瓊安的照顧，我也聽見自己好幾次這麼回答。這是什麼意思？家庭照顧者與其說是做出這樣的決定，不如說是體認到一項基本事實：在這至關重要的關係中，有個對我而言非常重要的人需要協助，而我隨時等著提供照顧；不僅如此，只要有這樣的需要，而且只要我辦得到，我就會持續提供照顧。這就是那項事實的全部意含。這些回答，如同那兩位孩子殘疾的女性和高德曼的回答那樣，替我強調出這項認知：照顧是一種原始本能的行動，就像肩膀痠了就想揉一揉，或是手弄髒了就想洗一洗一樣。你不會多想，你就是去做。你會餵對方吃飯、幫忙洗澡、打理儀容、帶對方到處走走，更別說你為了維繫情感所投入的努力。而且你持續做下去。你為此盡心盡力。你為此牽腸掛肚。總是有事情需要去做，所以你繼續做下去。

用這樣的觀點來看，以及就我照護瓊安時所抱的看法而言，照護是一種展現人性存在的行動（an existential action），我們由此確認我們對道德的承諾。它是如此地珍貴，是如此切身的大事，無需思慮衡量，就是要努力付諸行動。你去做，因為有事得做。

當然，在現實生活中，事情很少會這麼簡單明瞭。到了某個時間，你會在內心深處感覺到你無法再繼續下去了。你必須脫離才行。而有些家人和朋友甚至從未加入照顧的行列，他們打從一開始就認為自己辦不到，選擇不要參與。家庭照顧的問題也包含照顧的缺席。我兩位朋友的孫女，在緬因州沿岸當地的老人護理之家擔任護理師。孫女所觀察到的嚴酷現象令他們大為震撼：她所協助的老年人大部分都沒有訪客來探視。這些老年人在述說原委時既悲傷又困窘，有時還憤怒不已，解釋道他們的兒子或女兒和孫子們住得太遙遠，而且各自有很多事情要忙，所以沒有前來探視。或許更悲慘的家庭是孩子們就住在附近，而且對於提供照顧完全沒有實際上的困難，但是因為親子關係的狀況使然，他們選擇不要照顧父母。也有些老人只是保持沉默而且滿懷怨懟，正是家庭照顧失敗的例子。

有些家庭成員為了照顧失能的家人而頹喪不振，不管是在經濟方面、關係方面、感情方面或道德方面。有些人熬得過去，但只是勉強維持，在一個又一個的危機之間上下翻滾。有些人設法平衡了心中的愧疚與悲苦；還有其他人只想放棄。不穩定和難以相處的關係、沒有說出口的家族歷史以及吞吞吐吐的抱怨牢騷，經常都是這些案例中不為人知的內情所在。資源上的匱乏（首當其衝的是經濟方面，但也會有認知、情感和社交方面的欠缺）致使病痛與照顧的風暴所帶來的摧殘無法減輕。這世上不存在簡單的結論和一體適用的解答。我們所能做的，只有深入探究每一種病痛經驗，找出並珍惜對每一個個體與每一段關係而言最重要的東西。

＊　＊　＊

經濟壓力使長期照護關係蒙上一層陰影。舉例來說，亨利．萊特（Henry Wright）是位和藹可親的中年人，在一家房屋銷售公司擔任基層員工，照顧著九十三歲的父親。喪偶的父親是位退休警員，與亨利及亨利的太太住在一起。他們打算將年邁的萊特先生轉到護理之家，因為小中風讓他需要有人協助洗澡、刮鬍子和上廁所，而擬定計畫的過程毫無例外地為他們帶來挑戰。亨利和他太太就只是無法自己提供父親所需的協助。他們三人都同意，護理之家是他們唯一負擔得起的解決方案。他們也同意，考慮到自己收入並不寬裕，加上聯邦醫療保險（Medicare）會支付的項目，於是便接受在亨利眼中算是差強人意的護理之家，或者以他的用語來說，算是「夠好的」了。他們明白，那裡一定會有許多他們不喜歡的地方，但是只要安全而且還算乾淨，就必定足夠了。生活品質對他們而言，就像對許多手頭並不寬裕的美國人來說那樣，必須屈就於經濟現實——而且他們了解，就算有聯邦醫療保險，他們所能負擔的依然遠遠達不到他們的期望。

我認識不少家庭的經濟狀況比中等收入略高，卻無法再負擔身有殘疾的父母繼續住在生活起居有人協助的機構，其中一個例子則牽涉到專門針對老人看護的住房（eldercare unit）。他們將父母換到接受聯邦醫療保險給付的機構，但這些機構大幅降低所提供的協助等級（護理師和助理都更少），連親切度也是如此。對於被迫做出這樣的選擇，以及父母將會受到的待遇，他們感覺很愧疚。但是現實上的考量淹沒了他們的親情。

家庭並非只運用冰冷的經濟盤算，來決定什麼樣的照護等級與品質是可以接受的。財務處境如何衡量安排，會反映出親情和友情的真相和實際的狀態。

吉兒・康納利（Jill Connolly）是位任職於紐約一家法律事務所的中年律師。她九十歲的母親依然住在吉兒長大的西岸小鎮。吉兒向我形容她的家庭是功能失常的。無論是她的妹妹（未婚，在洛杉磯從事專業工作）或是她（第三度結婚，有兩名成年子女），和媽媽的關係都不親——也可說是根本從未親密過。然而兩人都覺得有義務要協助母親的生活，因此她們共同支付她住進一間認知照護住房的費用，這個住房隸屬於一個大規模的退休住宅社區。吉兒的妹妹住處距離那個住宅社區比較近，每隔幾個月就會去探視母親一次；而吉兒每年只會去探視一次，至多兩次。她形容這些探視非常不愉快。

因為她與母親之間沒辦法談些嚴肅或有意義的內容，而且她母親失智的情況嚴重到分不清吉兒和其他家人，因此她以充滿挫折的音調對我說，除了一份模糊的責任感以外，她不知道為什麼要繼續去探視母親。她和她妹妹決定，如果她母親明年依然活著，由於她已經用光自己的積蓄，她們會想辦法讓她接受聯邦醫療保險的補助，並且讓她搬到較便宜但也等級較差的公立照護機構。吉兒熱淚盈眶地對我說，她不曉得到了那時候，她是不是還會去探視她母親。結束我們的談話後我明顯感覺到，吉兒之所以如此心煩意亂，主要是因為她覺得自己缺乏想照顧媽媽的情感。並不是每個人都具有驅動照護行動的情感，然而在許多社會中，一般人仍期待和依賴家庭照顧自己的成員。這樣的期待，在一些人身上引發了內疚感以及對於不公平的憤怒。有時候，強烈的愧疚感會在病患臨終時造成嚴重問題，家人為了減輕自己油然而生的情感，會堅持進行醫療干預，即使其他人都認為那些干預是無效的，而且就算真的有什麼效果，其實反而是降低臨終病患的生活品質。

在照顧長期漸進式失能或處於末期階段的個人時，有一個共通的經驗，就是日益強烈的完結感。照顧可能是長期性的，就像我照顧瓊安那樣，然而照顧者了解，總有一天，一切終將落幕。他明白這天正在逼近，但是不知道會是哪一天，而且也不怎麼知道那天會是什麼情況。一旦那個時刻被辨認出來，無論照顧者能不能陪伴到最後，都可能滋生出焦慮和恐懼。我記得自己擔心過好幾種瓊安活得比我久的狀況，屆時孩子還小而且生活繁忙又住得遠的彼得和安妮，可能沒辦法照顧她，或者如果她住進護理之家，他們也無法定期去探視。我所提過的那兩位孩子嚴重殘疾的女性，都非常害怕自己去世或年老而變得失能，因為到時將沒有家人可以照顧她們的孩子。對我個人而言，這種念頭太過令人害怕，以致難以長時間認真去思考，而且會積極地試著壓抑或否定。諸如此類的繁瑣細節，照顧者需要在當下設法解決，因為這類重大問題太容易被置之不理。然而這個議題終究還是必須面對。這個質問本身涵蓋了照護的最後階段，以及住院治療、護理之家的選擇和安寧處置等困難的主題。我知道，在這些問題還沒變成事實之前就早早努力思考，是個好辦法。但是事實上，我發現自己只有在我們真正走到那一步時，才去處理生命末期的問題，而那樣實在是太過辛苦了。

註釋

1 原註：我所居住的麻薩諸塞州，是貧窮家庭可以有所選擇的美國少數地區之一。根據「梅里馬克山谷老人服務中心」（Elder Services of the Merrimack Valley）網站的說明：「社區選項計畫（The Community Choice program）提供符合入住護理之家條件的麻州健保（MassHealth）一般保險對象，可以選擇在家中接受所給付的照護，如此可延緩或避免來日被安置於長期照護機構。社區選項計畫提供日常生活與個人照護需求上的協助。麻州健保的接受者必須年滿六十歲以上。」以上內容取自「護理之家以外的選擇」網頁，https://www.esmv.org/programs-services/alternatives- to- nursing-home-care/。錄於二〇一八年九月四日。

2 譯註：根據美國疾病管制與預防中心的定義，這句口號是指讓人無論年紀、收入或身體機能，都可以安全、獨立、舒適地居住在自己的家中和社區中。

09 黑暗降臨

瓊安病情的晚期——並不是臨終階段，而是我擔任她主要照顧者的最後階段——對我來說大多都是黑暗期。在最糟的時候，事情便成了去忍受無法忍受的狀況。我曾與一些家庭照顧者聊過，他們摯愛的人罹患了失智症，尤其是早發性阿茲海默症，而幾乎每個人都有過相同的經驗。這樣的挑戰一開始相對平凡無奇，或許只是無法感到受人讚賞吧，之後則升高到絕望，而且幾乎筋疲力盡，所有這些都因為我們面對眼前日益艱困的工作時隱然逼近的無助與無法勝任感，而變得更加嚴重。每一種病痛經驗都有各自令人痛苦心碎的細節，但它們卻擁有同樣無可避免的一點：照護工作的痛苦時期會隨著失智情況惡化而逐漸加長，最終到達擊垮未受過訓練的家庭照顧者的程度。

瓊安罹患阿茲海默症的這十年中，焦躁的情形在大部分時間裡都很短暫。但是到了這時候，那種焦躁幾乎持續不去，儘管程度相對較低。我們不再擁有平靜和施受均衡的時刻了。然而，她升高的焦慮背後這種持續作響的躁動，依然會週期性地爆發成劇烈狂躁。而且不像過去幾年那樣只持續幾分鐘，這種不受控制的過度活躍狀況會持續長達數小時，有時甚至超過一天。在這些時刻，瓊安不理會語言的安撫。鎮定劑的效果也微乎其微。她完全不受控制，所以我們能做的似乎就只是等到狂躁耗盡自身能量，而她筋疲力竭癱倒在地板上為止。

這種真的很可怕的狀態，在我看來，似乎之後或者也可能之前，會出現負向的心態，其最初的徵兆是抗拒。她通常會配合照護工作，但是這時候她不接受他人的照顧，有時候會拒絕下床，或拒絕洗澡，或拒絕穿衣服。她也會說身邊的人的壞話，而她以前從來不曾這樣。舉例來說，她在麥克萊恩醫院（McLean Hospital）[1]的老人神經精神病中心（Geriatric Neuropsychiatric Service）住院的那一週，她無法容忍好幾位病患，尤其是那些聲音大又自我中心的人。瓊安對他們大叫「沒教養」和「噁心」。她的負面態度延燒到了護理人員和照護員身上，甚至連醫生也遭殃。她批評他們，拒絕他們的協助，而且提及他們時一再出言不遜。這與以往的她實在差異太大，所以看見她這樣的言行舉止，真是讓我震驚不已。無論是希拉，或是我，或是任何其他家人，都無法控制住瓊安的焦躁和黑暗的情緒以及充滿敵意的舉止。

瓊安變得容易猛烈爆發憤怒。每隔一段時間，她會完全脫離現實。完全無法和她講理，沒有任何辦法可以讓她冷靜下來。在她情況最糟的時候，會陷入精神錯亂，攻擊他人，大吼然後尖叫，對於任何人做的任何事或說的任何話，都沒有反應。這是照顧失智症病患最棘手的面向之一，非常類似於精神病患的照顧者會面臨的狀況。

這段時期的記憶不斷地在我腦海裡翻騰，就像一連串難以負荷的苦難時刻持續不停地互相撞擊著。在和我們的律師開過一場緊張又令人煩惱的會議後，我們置身在波士頓金融區一座辦公大樓裡下降的擁擠電梯中。我們已經開始針對失智症病程中所衍生的法律事務，進行艱難的討論——關於法定代理人和監護人的權限、醫療代理人委託書以及我們的遺囑等需求——這些事讓瓊安感到混亂和焦躁。當電梯門打開時，她離開我身邊，而且立刻被一群衝出去享受午餐休息時間的年輕女人差點撞倒在地。她們沒人停下腳步來查看瓊安的狀況，而且沒有對瓊安道歉。瓊安非常害怕，她僵在原地而且不肯移動，讓我很難把她帶到安全的地方。我很生氣，但不是對瓊安，而是對感覺遲鈍的那些年輕上班族，她們對一位明顯有殘疾的人完全不予理會。

還有一次，我們跟我母親和我弟弟、弟媳在波士頓一家高級餐廳吃晚餐，慶祝瓊安的生日。可以離開屋裡一個晚上，讓人感覺很愉快。我們要入座時，瓊安忽然間跳了起來，開始對我生氣地大叫，堅稱她不是個小孩，她一點問題也沒有，我不用協助她就座。幾分鐘後，她發現我們沒有幫她點酒，因為醫師囑咐不能喝酒又吃藥，她又跳起來尖叫。這一次，即使我讓了步，幫她點了一杯雞尾酒之後，她依然沒有停止大叫。她大吵大鬧，打擾到餐廳裡的每個人。之前我就有過這樣的經驗，知道這種狀況會愈演愈烈。瓊安可能變得完全瘋狂而失控。我感覺到待在餐廳裡的壓力對她可能太大，遲疑著該不該立刻帶她回家，但我決定留下來。我真的希望她享受這場家庭聚會。

這頓晚餐並不順利。原本應該是一場慶生會，感覺起來卻比較像是一場災難的緊張序幕。每隔幾分鐘，瓊安就會發一頓脾氣。甜點是插著蠟燭的蛋糕，吃完之後我們起身離開，瓊安一直不願讓我幫她穿上外套、不願讓我護著她走出餐廳。到了門口，她還繼續斥責我。我們走向車子時，她不願牽著我的手，逼得我得走到車流中，好保護她不被過往車輛撞上。在開車回家的路上，她威脅說要跳下車子，好一了百了。我們到家的時候，她瘋狂暴怒。她翻倒一張小桌子，然後開始把相框和其他東西往地上猛砸。她完全失去控制，我害怕她會傷到自己。我幾乎控制不住我自己的怒氣，而且不是第一次，我懷疑我到底能不能再撐得下去。瓊安拒絕換衣服或上床睡覺，最後在沙發上睡著了。我拿一條毯子蓋在她身上，然後在椅子裡坐了幾個小時，想著該怎麼辦。到了隔天早上，她又變得溫和聽話，對於昨天發生過的事一點記憶也沒有。她問我說：「我們為什麼在客廳睡覺？」

另一段插曲，發生在紐約市。光是能抵達那裡，就已經是個小小的勝利。我不想冒險搭飛機，所以開車。我想，我太過雄心萬丈了，企圖帶瓊安去大都會歌劇院看威爾第的歌劇《唐卡羅》（*Don Carlo*），親戚買了很貴的票給我們，因為他知道瓊安和我喜愛威爾第這部歌劇，在她生病之前我們就看過好幾次了。到紐約的四小時車程中，瓊安變得焦躁起來。當我停在服務區幫車子加油時，她想上洗手間。我無法想像她獨自一人去，但很幸運地，我找到一名年邁女士願意陪她去。回到車上之後，瓊安變得無法安靜，而且態度挑釁，但我還能夠讓她冷靜下來，繼續我們的旅程。我們借住在女兒安妮家裡，這讓所有事情都比較輕鬆一些。在歌劇開演時，瓊安變得相當焦慮。早在第一幕時，她就以一般交談時的音量開始和我說話，完全不理會我們周遭的人對我們發出的「噓」聲。我持續將自己的手按在她雙手上安撫她，並且輕聲要她壓低音量，等到中場休息時間再說。我想著是不是該帶她到外面，但台上正在唱詠嘆調與合唱，我不確定該怎麼不引人注目地帶她離開。我知道她是多麼喜歡音樂，而這對她來說又是多麼特別的一場演出。但是前排的觀眾開始輕聲地抱怨。其中一個男人很快地轉過頭來，用力地捏緊我的手，生氣地對我嘶聲說道：「讓她安靜！」

很幸運地，我們沒有造成更嚴重的狀況，撐到了中場休息。我滿身大汗而且十分恐慌，但我從瓊安的表情可以看到威爾第華麗的音樂讓她多麼興奮。我試著對那些抱怨的觀眾解釋，說我的太太有失智症，而且我已經竭盡全力安撫她了。「失智症！」他們說，一邊笑著。「把她帶走。她不該來這裡。」他們的粗魯無禮和冷言冷語，讓我想訓斥他們一頓，但我心裡感覺很矛盾。他們雖然殘酷但或許是對的，我在悲傷中明白到這一點。我不應該讓她或是任何人承受這種情況。但是她的臉上因為愉悅而如此洋溢著生氣，我想讓她聽到還沒上場的那首最美麗的歌唱。難道深陷在這可怕的疾病之中，她就不值得擁有片刻幸福嗎？我們留了下來，而且總算聽完整場歌劇，這場演出精彩無比，但我大部分時間都花在緊握著她的手並讓她感到安心，隨時準備面對她可能失控崩潰的情況。當掌聲響徹表演廳時，我望向瓊安，她熱淚盈眶地微笑著回望我，說：「真是太美了！」我鬆了一口氣，而且感到十分開心，同時慶幸我們撐了過來。但是萬一……？因為這個念頭，我回給她一個微笑，輕吻她的臉頰，並且緊緊勾著她的手臂，在洶湧的人潮中帶著她盡快朝著出口走出去。

有好幾次，瓊安看起來很開心，但沒想到隨即對著希拉或我發火，這是因為她在自己內心進行某些對話，她會與代表我們過往生活中的某些人的聲音，或是與她那混亂的心智憑空捏造出來的模糊人物，進行對話。每一次她在盛怒之中，會出手打希拉或我。可是十到十五分鐘後，她又會綻放微笑，完全不記得她曾要打希拉和我。幾乎所有時間裡，瓊安都顯得知道我們是誰，也認得她的孩子和孫子。但是在她住院前有大約半年的時間，偶爾會認錯或是完全認不得我們之中的某些人或所有人。她不認得我們的這種狀況，並不明顯，因為她會表現出似乎很困惑而且不確定的樣子。不用說，家裡每個人都對這種狀況覺得困擾，但是困擾程度遠不如她變得焦躁又有攻擊性的那些時候。在大量增加的失智症著作裡，有許多因為喪失個人最自身的記憶而導致的悲劇，其中也包括忘記自己摯愛的人。而我，也覺得這是個可怕的現實。然而對我來說，比起瓊安的喪失記憶，針對我而來的憤怒與沮喪的爆發，讓我覺得更加困擾許多，而且更難處理。我這時淪落到想在這兩種可怕狀況裡選出哪個比較好過，正顯示出我們的狀況已經糟到什麼地步。雖然如此，依然有一些風平浪靜的日子，這往往掩蓋了瓊安此時狀況有多糟的事實。那些日子，讓我繼續為了自己而懷抱著逃避的心態，否認我們正快速朝向病情分水嶺。我就是還沒準備好要面對事實真相。

＊＊＊

在這段時期，我正好有一段教授休假期可以好好利用。在中國的朋友催促我帶瓊安去上海，我在那裡有個延宕已久的合作研究計畫需要進行。他們明確告訴我，會有一群朋友可以照顧瓊安，而且真要說的話，他們那裡提供的照顧對她和我來說都會比在這裡的好。正當我在考慮這個選項時，在荷蘭的其他朋友，安排我在下半學年以卓越訪問學者的身分前去拜訪。瓊安對於這兩個機會都很興奮，但是我擔心我們是否真的能成行。我能帶著她平安往返嗎？帶著她的阿茲海默症在國外生活會是什麼情況？我們向家人、朋友和醫師尋求建議，最後我們決定去旅行。我們會經由台北和香港前往上海。在台灣的短暫拜訪，會是瓊安向我們一九六九年最初認識的朋友與同事們的告別之行。也算是慶賀我們對於中國事物將近四十年來的研究。

在洛杉磯機場的商務艙候機室等候我們的班機時，我去吧台為我們拿兩杯咖啡。當我回來時，發現的是一團混亂。瓊安因為我不在身邊而感到害怕，而且不確定我在哪裡、她自己又在哪裡，於是她站起身來，卻在行走時撞上一張咖啡桌的尖銳邊緣，結果在她的小腿上劃開一道很深的撕裂傷。血流得到處都是。服務員試著幫我清理和包紮傷口。我們剛好來得及趕上飛機，但是接下來在台北和上海的那個月裡，傷口持續需要處理：前往醫院治療，進行小手術，以及每天兩次清潔和包紮。我做了每一件我被期待去做的事，但是我很確定，我現在已經到了自己的極限。很幸運的，我們的中國朋友和我輪流幫忙照顧瓊安，就像安妮和彼得以及其他人之前做的那樣，當我在劍橋到達極限倒下時，他們將我從地上扶了起來。我們在上海的朋友所提供的支持，如此充足、有效並且充滿溫暖人性——而且謝天謝地，順利獲得瓊安接受（她依然可以理解一點中文）——因此停留在那裡的期間證實了我的中國同事先前預告過的，讓我得以短暫喘息，比起待在家裡要輕鬆一些。對我而言，這同時反映出中國社會網絡對於有健康問題的成員所展現出的回應令人讚賞，以及我們同事對於瓊安的情誼有多麼深厚。

在阿姆斯特丹時，家人也來加入我們，一起住在位於內陸運河上的迷人旅館裡。每週有三次，瓊安和我會搭火車往返我授課所在的萊登。在一次旅程中，我們正在下車之際，瓊安卻往車廂和月台間的空隙掉下去，那時我已經養成了眼睛隨時緊盯著她的習慣，所以能夠及時抓住她。我驚嚇不已，但瓊安並不了解發生了什麼狀況。隔天的狀況還更為驚險。瓊安早上醒來，第一次認不得我。我知道這總有一天會發生，但是我還沒有準備好該怎麼處理。她以為我是陌生人，還和她睡在同一張床上，因此嚇壞了，她放聲尖叫並開始打我。足足超過一小時的時間裡，我盡可能輕聲溫柔但說服力十足地持續對她解釋說我是亞瑟，是她的丈夫，但是她並不相信我。她答應和兒子一起坐下來吃早餐，她還認得兒子，但是她不讓我靠近她身邊。她確信我是個冒牌貨，不能信任。隨著當天行程的進行，瓊安的記憶漸漸好轉，甚至會自嘲之前發生的狀況。但是我卻身心俱疲。空口說她的喪失記憶不會妨礙我對她的愛，是件簡單的事，但當她忽然間把我當成了陌生人，用害怕、偏執的不信任態度對待我，卻完全是另一回事。從醫學角度來看，我了解這是怎麼回事，但是從存在的角度來看，卻彷彿我們之間在半個世紀裡漸漸增強到有如鋼鐵般堅固的牽繫，在一瞬間就斷裂了。

回到劍橋後，瓊安又發生了幾次這類的插曲。有時候她再次變得猜疑，認定我是陌生人，取代了她丈夫，打算要殺她。每段令人痛苦震驚的插曲，都顯露出她的恐懼有多深，但是事後她不會談論這些，或者根本就不記得了。這讓我感到孤立和昏眩，彷彿我自己也跌入了瓊安置身的黑暗深淵中。身為精神科醫師，我可以理解病患產生幻覺的經驗，也知道會讓人產生錯覺，認為親近的人是冒牌貨的卡普格拉症候群，但是我很少想過這種狀況對家屬的衝擊。現在，我對於家屬的深層個人經驗變得敏感了。

* * *

瓊安的病情繼續惡化。她開始尿失禁，必須穿著成人紙尿褲。有三次她排便失禁，就排泄在地板上。我把穢物清理好，把地板洗乾淨，然後失控地哭了出來，很確定自己再也撐不下去了。瓊安安慰我，並且鼓勵我，就像她從一開始就對我做的那樣：「你辦得到！亞瑟，你辦得到！」她這樣懇求著。於是我辦到了，而且辦到更多，更多。

我的臨床研究經驗教導我，不同的症狀和行為問題，對於不同的照顧者而言，可能會有極為不同的意義。對於某些照顧者來說，大便失禁不會像其他狀況那樣令人難受。但是瓊安總是那麼優雅、自制，而且對私人事務保持隱密，因此這種結果對我而言便特別煎熬。這或許也反映出我自身對腸道控制問題感到不自在——畢竟我是精神科醫師，不是腸胃科醫師。其他家庭照顧者和我有著相同的經驗，當摯愛的人在自我控制與功能上衰退至低落狀態時，會讓他們感到癱瘓無力。對許多人而言，這代表一道他們根本無法攀越的高牆，除非失能的親人堅持認為他們辦得到，就像瓊安所做的那樣，才能激勵他們翻過高牆。而且他們會很驚訝，自己居然辦到了。他們會繼續向前推進。我曾經談到，被照顧者即使在最悲慘的狀態下，依然在照顧核心的互惠中扮演主動的角色，指的就是這個意思。在此，是瓊安給了我繼續撐下去的力量。

在二〇一〇年夏天，我們度過了糟糕無比的幾個星期。瓊安幾乎無時無刻不焦躁，即使吃了各式各樣的精神藥物也一樣。每隔一天她就會變得非常暴力：尖叫，打人，精神錯亂。最後，在七月四日，我決定我們必須離開家裡，瓊安也同意。我開了三個半小時的車到我們在緬因州的度假別墅，從去年秋天起我們就沒來過這裡。我把瓊安安頓在一張扶手椅裡，然後打開行李，同時一邊不停地描述海水看來如何、天空和土地是什麼顏色，以及高大的杉木和破碎的岩石如何美麗。最後我架起烤肉架來生火烤肉。因為這天是美國獨立紀念日，我烤了熱狗和漢堡肉、整條玉米還有番茄。在廚房裡，我煮了一鍋燉豆子。我們在露天平台上用餐時，遠眺著表面寧靜的達瑪利斯柯塔河（Damariscotta River），事實上它是緬因灣的出海口，夾帶著無法預測的海洋威力。就像風、漲潮和波浪會迅速湧起，把愉悅的夏日時光轉變成一場突然的風暴一樣，瓊安的情緒狀態也在一瞬間黯然變色。

在我發現之前，瓊安就已經因為驚懼、恐慌和困惑而顫抖著。她不知道自己身在何處，或是我為什麼帶她來這裡。我鍛鍊出了一種第六感，會在瓊安就要陷入精神錯亂之際發出警告給我。第六感現在在告訴我，我得立刻帶她回家，以免她徹底崩潰。我在收拾每一件東西並且把門關好之際，感覺胃在緊繃，心臟開始狂跳。我持續和瓊安說話，讓情況看來都很好。但是情況並不好；事實上已經十分嚴重。我們進到車子裡。瓊安開始對她那一側車門的門把不停摸來摸去，把門鎖給打了開來。我擔心她會在我開車時把門打開，便用右手抓住她雙手放在她的大腿上，一邊用左手又開了三個半鐘頭的車，直到入夜。當我們回到在劍橋的家中時，我已經筋疲力竭而且束手無策了。

回到家後，瓊安完全失控，猛烈地狂亂拍打，砸爛了相框和許多骨董盤子。她變得極端偏執，而且大叫說我是陌生人，打算要傷害她。她倒在地板上又踢又叫。我試盡所有我能做到的辦法，但還是不夠。我跌坐在地板上，感到無助，擠不出一點有用的想法和言語。甚至連眼淚也流不出來。我覺得自己毫無用處，想不出任何可以讓事情好轉的方法。我不明白自己能怎麼撐下去。我面對著一堵我攀不過的高牆。對於該如何減輕把瓊安吞噬了的毀滅與絕望，該如何緩和悲慘失敗帶來的耗竭和打擊，我完全一籌莫展。

＊＊＊

當我與其他神經退化疾病患者的照顧者們分享這段故事時，他們幾乎異口同聲，回應我一聲帶著悲傷但充滿理解的嘆息，傳達出認可和同病相憐的親密感。關於崩潰或放棄的時刻，我已聽過太多太多不同版本的相同故事——這是關於照顧者極限的警世寓言。而這些故事全都有著一樣的結局，儘管空虛心碎，照顧者們不知怎地依然會振作起來，重回照顧的工作崗位上。我猜，神經科醫師這樣每天都在處理認知退化的專業人士，是否有些人懼怕必須面對這種混雜著失敗和無望的沉重不安，即使為時極短，以致他們總是不願多言，而且對這類病患所需的關懷似乎感覺遲鈍。

七月四日那夜稍晚，依然躺在地板上的瓊安總算是睡著了，我起身打電話給一位同事尋求建議。她建議帶一位專精重度失智症精神藥物的朋友過來。他們當晚就過來，並且一起和瓊安談話，這時她已醒來，而且謝天謝地，並未精神錯亂，但是依然極其焦慮和驚恐。他們把我拉到一邊說話，建議必須立刻把瓊安送進麥克萊恩醫院的老人中心。他們表示，瓊安在那裡可以獲得更好的評估，也有更有效的抗精神病藥物醫療計畫來控制她的焦躁和精神錯亂。

然而，他們同時也告訴我，是時候好好認真考慮將瓊安安置到專責失智症患者照護的護理之家了。那晚我無法入睡。我在床上，躺在妻子身旁，感覺被擊垮。我在心裡細細回想，安妮、彼得和我在幾個月之前就勘查過協助起居的養護機構和護理之家的可能選項，那是為了當瓊安的病情超過我所能負荷之時預做打算，而那個經驗讓我們帶著震驚離開，因為大部分我們拜訪過的地方都令人無法接受。我知道這是無可避免的事，但是在將近十年的災難後，我自己的否認已經強烈到認為我們距離做出這個可怕決定的時刻依然還有幾個月時間。而現在我們彷彿以超光速的飛快速度，直直朝著這個情境逼近。

為什麼這個抉擇會如此艱難？為什麼我們拒絕接受它是繼續往前走的唯一可行方式？我記得，在綠葉成蔭的波士頓郊區一間十分出色的養護機構的負責人告訴我，以她的觀點來看，我讓瓊安待在家裡太久了，那之後我便有這些感受。這位負責人認為，在我們考慮她優質的機構的那個時刻，瓊安的損傷就已經嚴重到不適合住進去，而是需要護理之家等級的機構來照顧。當然，她的警告讓我感到有點惱怒，那意思似乎是認定她這位專家有權利決定病患接受家庭照顧的時間是太長或是太短。但是現在，在重新思考之際，我比較能清楚看出，數年來我一直不允許自己去考慮類似養護機構這樣的替代方案。

只要我還能承受得住，我就把家庭照顧當成唯一選項。在最後一年或十八個月的期間，無論對我或是瓊安而言，都有如地獄一般。回頭來看，我可以明白，當時我們幾乎撐不過那段可怕的時光。我不清楚是否該早點將養護機構列為替代方案之一，但是如果我已然確定家庭照顧已經再也行不通，那麼交給認知照護住房確實比較妥當。

我向來頑固得像頭騾子似的。堅持無論發生什麼事，我都要在家照顧瓊安。我承諾過她，她也期待我能堅守承諾。就是這麼簡單。但是，當然，事情並非那麼簡單。當年我許下承諾的那個女人，在歷經將近十年的失智症催毀之後，已經判若兩人。而我也不是原來的那個照顧者了。我筋疲力竭，身、心皆然。而瓊安呢？嗯，這便是問題所在，不是嗎？我無法接受我所深愛並感到虧欠的瓊安已經消失無蹤，再也不會回來了。

我無法接受這樣的道理，因為我自己的承諾不是理性的。這份承諾是絕對的，不是相對的。而且儘管這份承諾是從愛出發，但它也由愧疚來維繫。我很確定當時我沒辦法這麼說，因為我還不明白這一點，或者更正確的說法是，我不想以這樣的角度來了解這件事。這份愧疚深深嵌在我的心底。三十六年來，瓊安的照料撐持著我。儘管我加諸在她身上的擔子那麼沉重，她從未放棄過我。如果我在短短十年就放棄她，要怎麼面對鏡子裡的自己？或是面對我的孩子？或是我母親和弟弟？

早在我不情不願地帶著瓊安到麥克萊恩醫院住院之前，安妮和彼得就看出來我們得採取不一樣的做法。他們明白我已經到了極限。他們了解瓊安必然得住進護理之家，並且跟我去勘查有哪些地方可選擇。那麼，為什麼我那麼冥頑不靈地堅持呢？一方面，是已經習以為常的照顧工作中所形成的慣性在抗拒改變。就算到了最後，我心裡深深明白我撐不下去了，但我無論如何還是撐下去。另一方面，是對於失敗的非理性恐懼。我這一生中對每一件事情一直都堅持不懈；這是我的強項，也是我的報應。我不放棄。我不容許自己半途而廢。我表現得一副好像只要我逼迫自己繼續下去，我就絕不會被打敗——無論我自己得付出多少代價，或是別人得為此付出多少代價。

當然，罪咎已經存在了，遠早於遇見瓊安之前。這得回溯到我早年的的荒唐人生。我猜想，這在無意識中得一路追溯到在我人生中缺席的生父。是我造成他的離去嗎？我不值得他愛嗎？這些念頭並不理性。但是無意識本身就是不理性的。對我而言，「照護」的最深處便是拯救。照護拯救了我。我母親就說過照護讓我變得像個人，言下之意不就是說我在那之前一直都不怎麼像個人嗎？當我為了自保，允許自己放棄繼續在家照顧瓊安時，所有我心底的這些迂迴曲折，全都一口氣朝我衝撞過來。

當然，這幅景象可以從我在瓊安的病情裡成為配角的時候起，重新描繪一遍。她的狀況已經惡化到無論我或是我的家人怎麼想，護理之家已經是我們所剩的唯一選擇了。其他替代方案現在已經不適用。一切已經來到終點。我會繼續參與照顧工作，但不再居於核心地位。從這時候起，我在一旁觀看的時刻並不少於親身照顧的時刻。其他許多人絞盡腦汁想找到描述這種悲慘轉變的文字。無論如何表達，這種情境就是在遠處由一家機構和所屬的工作人員來進行照顧。經過漫長的時間，我們終於抵達這最後的境地。

就這樣，我們來到了艱辛備嘗的漫長旅程的最後九個月。阿茲海默症的最終階段。瓊安・克萊曼的人生也將落幕。

註釋

1　原註：麥克萊恩醫院是一家附屬於哈佛醫學院的精神病院，位在麻薩諸塞州貝爾蒙特（Belmont）鄉間一座具有大學風格的園區裡。醫院裡有一間著名的老人神經精神病病房（unit），瓊安進入這裡短期住院。

10 四種矛盾

遠在瓊安的病情演變至如此嚴重之前，請讀者回想一下，安妮和彼得已經協助過我尋找專門照顧失智症病患的護理之家。我們在波士頓市內和附近造訪了超過兩打這類機構，發現設施品質、人員素質和活動規畫有著巨大差異。附近一家小型私立醫院的這類病房，簡直糟糕透頂：病人坐著輪椅在每層樓的電梯附近排成一排，衣著凌亂不整，身上髒兮兮，胡亂揮動著手臂召喚顯然不會出現的協助。其他的機構也好不到哪兒去；拜訪的結果令人沮喪。另一方面，我們也發現了一些親切溫暖得令人印象深刻的機構，它們未必有最先進的設備，但是工作人員充滿奉獻與關懷，而且活動規畫令人眼睛一亮。

必須承認的是，與大多數其他家庭相比，我們在這過程中有著多重的優勢。我們擁有補助資源、時間、醫療保健系統的人脈，同時還具有醫療知識（這算是另一種資源），這不只是讓我們有充分的資訊來決定將瓊安安置在哪裡，而且還能為她在機構中保留床位。一想到對缺乏這類資源但處於相同境地的人們來說，這會是多麼艱難的過程，我就不禁為他們感到絕望。照護工作會產生這麼多焦慮和不愉快，而尋找安置機構便是照顧經驗中更加困難重重、令人洩氣的環節之一。

不少護理之家讓我們立刻掉頭就走，只因為建築物陰森、住房狹窄、人員不足，有時候光是四處瀰漫的尿騷味就夠了。這些表面特徵一方面暴露出許多問題，另一方面卻也遮蔽住許多這家機構更重要的事實真相。我記得，那天安妮、彼得和我把車停進一座浸泡在雨水裡的停車場，停車場屬於一家看來似乎希望渺茫的護理之家。它的外觀荒涼陰森，而且很制式化。入口走道的地毯又舊又褪色，花朵圖樣的壁紙也不遑多讓。我們進入位在康樂室旁邊一間非常狹小的辦公室，儘管康樂室的佈置令人愉悅，但空間同樣狹窄。然而，與其他我們拜訪過的護理之家不同的是，我們看見這裡的住民都帶著笑容，積極參與活動——唱歌，做運動，玩賓果或其他遊戲——而且身邊的工作人員既活潑又投入。我們聽見笑聲和交談聲，也看見人們四處活動。流瀉著的背景音樂聽起來很悅耳，而且還用心地插了一盆花。就算是無法下床的病患，他們的房間也十分明亮、乾淨而通風，而且顯然有護理人員負責照料他們。病患看來都受到非常尊重和仁慈的對待，因此一些人在我們經過房間時，會對我們投以溫暖的笑容。

狹小的康樂室佈置很怡人，裡面有些病弱的老年人，他們穿著得體，坐在輪椅上對著餐桌，桌上貼心地擺好午餐的餐具。在隔壁的小辦公室裡，我們見到了這家機構的負責人：一位態度親切且坦率實際的中年女性，她畢生都投入於失智症照護中。儘管那天稍早我們所遇見的專業人士讓人感到心灰意冷和擔憂，但這位女性對於自己的工作充滿熱情，並且清楚表達出了她對於經營一所機構的抱負，而她的機構所贏得的讚譽令人眼睛一亮。

儘管環境條件上有些限制，但是她與工作人員對於這樣吃力的工作都表現出使命感與真誠的承諾。跟我們談及日常作息時間表的細節時，他們展現出豐富的知識和愛心。負責人所描述的機構精神，我們已經在康樂室和各個走廊中直接感受到了。她對我們說明這家機構的特色何在。我們從其他人口中得知，原來負責人的阿茲海默症末期的母親就住在這裡，這讓我們很驚訝。但是負責人認為，這最能證明她要將這個地方打造成一個以照護為優先的特殊設施的承諾。她告訴我們，她的領導方針是道德重於管理。失智症照護是她的熱情所在。每位員工不但明白這一點，而且他們的動機或多或少也是如此；的確，他們都是在這樣的信念下挑選和訓練出來的。在這個她和同事們打造得這麼可愛、溫暖又充滿人性的狹小空間裡，這位出色的專業照顧者奉獻了超過十年的時間。在最後，儘管我們對這位負責人與她的承諾極為激賞，但是由於那裡在空間與經費方面的拮据明顯太過嚴重，安妮、彼得和我決定還是去別處尋找讓瓊安度過最後日子的護理之家。不過我們在振奮的心情中結束了這次造訪，許多其他家庭一定也是如此。是什麼讓我們造訪這家機構的感覺，與稍早之前的截然不同，甚至與具體空間更加優質且幾乎是嶄新的機構也完全不同？這位奉獻自己的專業人士所打造出來的氛圍，明顯地是將工作人員與住民之間的互惠關係以及雙方的參與視為中心。從負責人到照護員，甚至是我們見到的廚房人員，整個工作團隊的動力都是愛心、仁慈、提供高品質的照護，以及對失智者和其他病人在真正的社區中可以如何生活，所清楚抱持的道德願景。從人類學的觀點來看，我們可以將這些交互作用，視為擁有真正人性聯繫的人們彼此間的溫暖饋贈。

在尋找適合的地方時，我們遇見了好幾位失智症照護部門主任（全是女性），她們和上述那位女負責人有同樣的奉獻。她們全都在物質與經費甚至更為艱困而局限的環境下工作，但是或多或少都算經營有成。她們每個人都讓我們印象極為深刻，「查爾斯河上的新橋」（NewBridge on the Charles）的工作人員正是如此，這裡是我們為瓊安所選擇的最後歸宿，一所非常優質的認知照護住房。當然，我們也遇過一些不是那麼討喜的人。其中最糟糕的是，在原本只放得下兩張床位的房間裡，居然塞進了三倍的發狂病患，簡直就像是沙丁魚罐頭。負責人還真的摩拳擦掌，開心期待可以用他告訴我們的方式成就成功的事業。其他人則純粹是機械化地進行照顧工作，或防衛性地合理化他們周遭令人不安的狀態。

真正全心奉獻的護理之家專業照護人員，似乎將自己視為一座橋樑，連結起病患與家屬以及醫療保健專業人員，在這兩者之間協調，並且提供既具有專業經驗又同時具有部分家庭經驗的服務。他們關心的是關係——與家庭和朋友之間的，與專業諮詢人員之間的，與所有工作人員之間的，以及理所當然地，與住在自家機構裡形成一個社群的人們之間的關係——毫不遜於對失能個人在長期照護中的關心。這些人際關係帶著家屬進入專業的領域之中，並且讓專業人士和工作人員融入家庭與友誼的網絡裡。有趣的是，在這些部門中較為出色的負責人都透露，她們出身的家庭都將照顧長者視為家族傳統，她們的父母和祖父母也都親身力行過這樣的工作。她們解釋，在她們的家庭中，這份工作被認為是一種道德的召喚，而不僅是一項事業。

這些奉獻自己的專業人士，將她們的工作視為家庭和友誼這個社會網絡中的一部分。她們會去了解病患的家屬，以更了解她們所照顧的那個人。曾有一位好友告訴我一個故事，說有一名女性打算逃離這類機構。她被人發現的時候，正坐在公車站，等待她已死去許久的丈夫下班回家，她的家人解釋說，她以往偶爾會這麼做。機構的管理人了解到這份記憶對於她來說多麼重要，便在花園裡放了一把公園長椅並立起一座公車亭，讓她可以安全地坐在那裡等待。在這樣一個以照護為目的的機構裡，還有一名病患每天早上都會在破曉前醒來，一醒來就焦慮躁動。在一次家庭諮詢中，他的親戚說，他以前的工作是在尖峰時間前，在機廠調度火車的出發時間。後來工作人員便知道怎麼安撫他、讓他放心，告訴他說火車都已經按時間出發了，他可以回去睡覺了。我也在媒體上看過其他例子，這讓我確信，如果機構的宗旨是將照護的價值置於核心的話，那麼在老年照護機構中營造出類似這樣的家庭氛圍便是可行的。

這些護理之家的負責人告訴我，她們是鞏固社會與改善世界的廣大計畫與活動網絡中的一個小環節，但是她們擔心，這些計畫和活動可能會因為缺乏養分與關注而消失。有些人感到悲哀，因為她們將照護中的人性品質視為自己的天賦使命，然而這在強化醫療照護機構的所有努力中卻正在流失。正如其中一人對我們說的：「我們在討論保險和管理上的問題時，不夠關注如何保持高品質的照護。」這些人在一個充滿苦難的空間裡是少數份子，而裡頭有太多人是以忽視或霸凌的態度對待自己的照顧對象或彼此，而且充滿了徒勞無益的氣息。

＊　＊　＊

在照護領域中，我們所遭遇到的與專業人士有關的問題，不管是在醫院或在尋找護理之家時遇到的，都顯露出在專業照護、以及教導即將成為醫療生力軍的學生關於照護課題的這兩方面上，存在著持續的挑戰。很不幸地，我與家人的經驗一點也不是個案。一件又一件的案例說明了為何照護如此難以推動，無論是在醫療保健機構，或是將有需求的人們和官僚體系、企業、政府代理部門以及文化連結起來的廣大醫療保健系統中，都是如此。近距離去觀察一些這類經驗，會有助於我們找出環繞在照護周遭較為迫切的議題。

有一個經驗在我的記憶中極為鮮明。八〇年代末期一個寒冷刺骨的石灰色新英格蘭冬日裡，我與我一名醫學生匆忙走在通往醫院戶外停車場的街道上。在我從裝滿東西的外套口袋裡摸索尋找車鑰匙時，他不斷踏步來保持溫暖。我開車前往位在勞動階層社區的一名病患的公寓，途中我們的身體漸漸暖和起來。我的病患威爾森太太（Mrs. Wilson）是位身材高大的七十九歲愛爾蘭裔寡婦，她有成年發作型糖尿病，她的醫生認為她的病情控制良好。然而，周邊血管和心臟併發症讓她抱怨不已，但她的抱怨對於詳細記錄病理狀況的醫師來說卻似乎超出應有的程度。我被請來針對這項病例提供諮詢，因為僅描述出微小醫療問題的醫師紀錄和病人本身的嚴重抱怨有巨大落差。她的血糖值在正常範圍，心電圖、X光照射和腿部血液循環測量等其他檢測也沒問題。然而，威爾森太太依然抱怨自己的情況「糟透了」，而且她受不了了。醫師們將她冠上「難搞病患」的封號。而她經常約診未到的事實，使得事態變得更加糟糕。

在得知這個案例的這些狀況之後，我打電話給威爾森太太，因為她說自己沒辦法前來診所，所以我請求她允許我帶著一名研究她這種案例的醫學生一起到她家訪視。她欣然同意。回想起來，這次訪視在我自己的醫療教育中是如此重要，它首度打開我的雙眼，讓我明白照護的真正含意，而且我知道，這次訪視對於我的學生而言也具有類似的意義。我在進行醫療人類學研究時，經常到宅訪視，但很少以臨床醫師與醫學院老師的身分這樣做。

我們抵達一棟老舊破損的三層樓公寓建築，在酷寒之中它彷彿皺縮起來了似的，而且油漆剝落，而我們所能找到的最近的一座停車場，卻遠在三條街之外。我和學生跑著回到那棟建築物，被冰冷空氣凍得發麻，所以在爬上兩層樓到威爾森太太的住處之前，我們先在關閉的入口處花了幾分鐘試著讓身體暖和起來。在屋裡，我們發現威爾森太太穿著厚重的白色羊毛衣，手上戴著連指手套，坐在一把又大又重的扶手椅上，椅子幾乎就跨在一小台電熱器上方，而它散發的熱氣傳不到我們這邊來。我們沒有脫掉外套和帽子，我知道這很不禮貌，但我們得靠它們來抵禦那彷彿穿透了牆壁的寒冷。

威爾森太太解釋說鍋爐有些故障，她懷疑那個鍋爐是這棟百年老屋最早的配備。看來鍋爐的問題也影響到熱水器。儘管如此，她的公寓依然比室外的嚴寒來得溫暖些。我們領會到威爾森太太到了戶外會有多麼寒冷，致使她根本沒辦法走過六條街到最近的食品行。因此，她告訴我們，她的古早冰箱裡幾乎空空如也。她一星期前打電話給她有點熟的雜貨商，請對方送食物來。但是對方把一包包沉重的大袋子留在樓下的走廊裡。把那些袋子扛上兩層樓，讓她上接不接下氣。她認為自己沒有那種力氣和毅力再這麼折騰一次。

威爾森太太已逝的先生是波士頓警察，他的家人都住在愛爾蘭。她自己的家人則住在中西部。她與威爾森先生沒有孩子，而她的兩位好友幾年前去世了。她在一年前搬進現在的公寓，因為有限的社會保險收入和她丈夫所留下的微薄年金，讓她負擔不起之前所住的公寓日益上漲的租金，那間公寓位在幾公里之外一個從貧窮聚落改建成富裕住宅的社區。她哀嘆搬家是個錯誤的決定。在這棟公寓裡或這條街上，她誰也不認識。她被迫遠離了教堂，也遠離了醫院，這是她生活中兩個極為重要的機構。她的處境，正如我記憶中她所說的：「無依無靠。完全無依無靠。」

那位學生和我在那裡待了約莫半個鐘頭。離開時，我們決定到最近的店裡去為她買些麵包、花生醬和果醬（她跟我們說這是她最愛吃的食物）、湯、蔬菜和水果。學生跑上樓把一袋袋食物遞送給她，婉拒了她給的錢。

回到醫院後，我請學生將這次訪視以醫療形式的紀錄填寫在威爾森太太的病歷中。我告訴他，那份報告裡應該要包含我們對她的社交孤立難題和艱困生活狀況的診斷。其內容應該針對迫切需要為她做的事情提出具體建議，比如社工的協助、安排「餐點快遞」（Meals on Wheels）的送餐服務、幫助她前往醫院、能因應她功能受限狀態的替代住房、接觸社群團體、接送她來往自己所屬的教堂，以及與威爾森太太和她的家人商討她未來的生活等等。

她的醫療團隊幾乎完全不知道我們所報告的這些事。沒有人知道她困窘的經濟狀態、她的孤立和寂寞，或甚至是她的惡劣生活狀態致使她必須妥協並且無法應付的情形，尤其是那些她幾乎爬不了的樓梯。沒有人將她轉介給社工人員，好讓她可以獲得額外的社扶協助。而且她的專業照護人員之中根本沒有人知道，她要在天寒地凍的冬日氣候下前往醫院是怎樣一種光景。紀錄中所呈現的客觀衡量和主觀經驗之間的落差，是醫療人員幾乎漠不關心她如何在現實中與諸般限制奮戰所導致的。

我對於醫療界絲毫沒有長進的狀況，感到憤怒、挫敗甚至覺得無望。我在進醫學院之前好幾年，就已學到了「照護」的社會脈絡，學到了人性的連結，但這些教訓顯然無人記取。我的志業是創造醫病雙方溝通的橋樑，讓操作技術與科學的醫療領域，得以與真實社群中的真實家庭裡的真實人們的生活，縮短彼此距離，然而時至今日，在歷經了漫長歲月後，我們的處境因為愚蠢、懶惰以致沒能詢問病患一些簡單、有意義的問題而淪落了。在這種時刻，我感覺自己像個騙子似的，彷彿我做為一位捍衛社會醫學（social medicine）與人性照護的鬥士而贏得的所有讚譽和名聲，現在卻暗暗在嘲弄我一般。在內心深處，我一直相信，這麼多老師、思想家、研究者和倡議人士所付出的努力，已經為照護實務帶來真正的改變，所以類似這樣的案例為何依然讓醫療人員無法理解而束手無策？而這類的病例又有多普遍？

對於這位病患的狀況，那位醫學生和我有著同樣的憤慨。這一刻充滿了教育意義，看見揭露出來的事實衝擊著我的學生，正如我所受到的衝擊那樣，讓我不禁感到自己的微不足道。然而，在這同時，我感覺到不只是這位學生需要上這一課，而是所有醫療工作人員都需要，包括我在內。我們所有人都缺乏具備同理心的想像力去詢問可以揭露她的不安穩處境的問題。威爾森太太完全得靠自己照顧自己，讓她極度受到限制。醫護人員辜負了她。他們對於她病症上的學理瞭若指掌，但是對於症狀與失能帶給了她什麼，或是她生活中獨有的環境如何影響她，卻幾乎一無所知。他們錯把一位勇敢女士的堅忍耐力，誤認成長期抱怨的病人在誇張她的症狀。

因為威爾森太太的醫師和其他臨床醫護人員，將他們的目光局限在她的經驗——她的病理——的狹窄範圍中，所以無論是她的醫師或是醫院的負責人員，都不理解她最需要的是什麼。這樣的疏失不僅僅是發生在威爾森太太一人身上，而是發生在許許多多進入醫療保健體系但卻缺乏資金、影響力、知識、家庭或朋友以做為資源、代理人或支持者的人身上。這是長期以來的情況，而且每況愈下。我們可以說這是同情心的缺乏，也可以說是照護上的崩壞，但是我們必須認清它的本質：這是個基本疑問，關乎的是哪種價值對醫療專業人員而言最重要，以及他們願意接受哪種執業操守。這是個人性的難題，而且有人性的解方。

＊＊＊

二〇〇〇年初，我受到波士頓當地的私人醫療系統請託，為他們在區域內的所有診療中心建立一套以案例為基礎的教學單元。教學的目標，首先是讓每一所中心的人員能夠察覺到醫病之間種族與文化的差異會如何造成照護問題，其次則是提出如何避免或改善這些問題的建議。我與一位非裔美籍的小兒科醫療人類學家合作，訪問一些工作人員認為主要是出自文化上的問題而使照護發生狀況的病患。其中一名受訪者是一位由海地移民美國的母親，她讓愛滋病毒陽性反應的五歲兒子錯過了數次約診。為了協助評估，我們面對了一個意料之外的問題，就是是否要透過衛星電話聯絡海地的一位巫毒教巫醫，以進行適合文化背景的處遇。

我們了解到，這位海地母親也是愛滋病毒陽性反應。她是位工作過量的護理助理，她對於愛滋病及其治療方式有完整的了解，包括照顧自己兒子所需的知識在內。她想要提供兒子最好的照顧，而且大致說來她照顧得很好，但是工作和經濟上的窘迫讓她沒辦法帶兒子去看已經排定的所有約診。她在一所護理之家上晚上十一點到早上七點的大夜班。她一下班便立刻開車到朋友公寓，兒子在她上夜班時就在朋友家過夜。她接孩子回家，幫他洗好澡、穿上衣服，餵他一頓營養足夠的早餐，並且確定他吃下所有的藥。接著她會開車載兒子去私立的日間托兒所，他會在那裡待到下午五點。這讓她勉強有時間可以採買、打掃家裡、洗衣服、準備餐點，並且睡個五小時左右。睡醒之後，她得開車去托兒所接兒子，幫他準備晚餐，陪他玩，讓他準備好上床睡覺，然後載他到朋友的公寓，在那裡他有自己的房間，而且有人細心看顧他。接下來，她會回到家裡處理帳單，打電話給親戚跟朋友，以及做所有為了讓他們的生活不致支離破碎的必要之事。到了晚上十點半，無論她因為這非人的作息而多麼地缺乏睡眠、壓力緊繃、筋疲力竭，她都開車去上班。只有當回診只是例行追蹤，而且她覺得自己沒有充足的時間和精力載他去診所時，才會錯過約診。而且停車費高得嚇人，這是另一個讓她失約的理由。

一開始，診所的護理師和醫師對於我們將這案例當成一系列社會議題來呈現，並且降低應該是我們聚焦所在的文化因素的影響，而感到惱怒。當我們回答說我們不認為這和她的海地文化背景有關聯時，他們對我們報告出來的這段令人動容的事蹟似乎不願相信，也不相信之前診所裡面竟然都沒有人知道這些狀況。一副優越姿態的診所人員純粹援引對異國（而且毫不相干）的文化刻板印象來看待事情，錯誤地指控這位母親不聽從醫療指示，以掩飾他們對她生活中的殘酷社會現實近乎完全無知的情形。

讀者或許會疑惑怎麼依舊會出現這種情況。這位女士和她的兒子在兒科愛滋病診所就診了這麼多年，怎麼可能診所裡沒有人了解他們的生活背景？醫療系統中對於病痛背後的人的處境所特有的粗心大意，違背了專業照護應該具備的一切。醫療專業人員在實踐智慧（practical wisdom）和情感想像方面出現的失誤，是一種道德盲目。我之所以稱之為道德問題，是因為這些截然不同的價值觀影響著醫療人員與家屬。家屬在漫長的病痛歷程中，是生活在每一天都經歷著希望、挫折、疲憊和照護工作的世界裡。他們與病患最私密、最明確的狀態和需求上，擁有共同的經驗。相對而言，醫療人員只在短暫且片片段段進行的診療時刻才參與這段經驗，通常不了解病患的生活背景或其中的意義，除非他們駐留在其中的時間長到足夠加以探詢，或聆聽。

我本身對於這種現象的了解，透過與阿茲海默症以及其他神經退化性病症患者的家屬接觸，而更加深刻。在這十年瓊安越來越糟的病程中，我們在醫院的候診室和餐廳裡遇見了許多病患與家屬。我描寫瓊安和我的經驗的文章，也引起許多神經嚴重受損病患的家屬和好友的回應，他們都經歷過與我們極為類似的經驗。幾乎所有人對於他們及所愛的人所接受到的專業照護，都提出類似的憂慮。他們對於所仰賴的醫療從業人員的描述，毫無例外地都是不僅令人失望又無濟於事，而且對他們這些家庭照顧者在照顧重症家人上所遇到的實際挑戰，所知極為有限且漠不關心。

這道橫跨於醫病之間的鴻溝，有一部份被社工人員、社團組織和非政府組織所填補，但是他們的資源和觸及範圍都相當有限。許多醫療工作人員顯得置身事外而且不感興趣。表現出關切而且真心想幫助人們應付問題的醫師、護理師和其他醫療專業人員，受到了高度的評價，但這並非是典型常態。每次聽見這些家屬的訴苦，我就感覺到自己冒出自我防衛的心情，因為身為一名醫師，我覺得受到威脅。接著，我身為家庭照顧者這一面開始發揮作用，讓我點頭表示贊同。聆聽這些故事令人感到悲傷，然而不得不同意甚至令人更加悲傷。讓我的焦慮擔憂加深的是盤桓不去的徒勞感，因為我知道廣大的醫療界還需要有多大的進展，才能符合照顧者對於理解、指引與支持不言而喻的渴求。

但是希望的跡象出現了。最近幾年，我遇過許多臨床醫師依然奮力為他們的病患爭取支持，無論是在醫院中、在診間裡、在管理會議上、以電話與保險公司溝通、在電腦終端機前，以及在衛生主管機關的走廊和辦公室裡。儘管眼前有著重重阻礙：時間壓力、工作量、制度、成本收支考量、政策和執業規範，他們依然堅持不懈。最重要的是，他們必須在專業上的價值系統中工作，這限制了他們所能提供的照護。這不只對於醫師來說千真萬確，對於護理師、物理治療師、職能治療師以及醫療系統裡傳統上肩負著大半實際照護工作的其他類型專業照顧者來說，也是事實。

＊　＊　＊

我們之中大多數人，都曾經感受到內在有所矛盾。這種內心的衝突，可能發生在物質欲望與倫理要求之間，記憶與遺忘之間，猶豫與承諾之間，專業理想與實際現實之間，或是其他的價值與實務之間。在照護上，普遍的拉鋸則存在於一方面不時感到照護是一個重擔的悲苦，一方面抱著較為振奮的確信，認為無論多麼艱難困苦，最終必然值得。照顧者會在不同時候或是同一時間裡體驗到這些矛盾的情緒；照護工作會同時讓人感到沉重與充實。但是我們不能要求已經肩負沉重責任的照顧者僅僅去深入挖掘自己內在以便找到化解這些衝突的力量，並因此可以忍耐不時會掏空他們的疲憊、惱怒或滿懷怨恨的放棄。他們需要優質的醫療系統的支持，這樣的系統必需重視照護，將之當為第一要務，設身處地為病患著想，鼓勵自我照護，讓這樣的行為好好地發展。換句話說，儘管需要付出一些代價，為了要認可、提升居家照護的功能及地位，我們需要人性化的專業的醫療照護系統，確保專業人員重視我們每一個個人、真正需要、真正想要的是什麼。

艾黛兒．喬治（Adele George）是位活潑、嬌小、可親的美國南部人，當她還是醫學院大學生時，我曾經教過她。她在波士頓某家醫院裡當第一年住院醫師時，打了通電話給我，說她得跟我談一談。我可以聽見她聲音中的緊張和憂慮。我們最後安排了一個雙方都方便的時間，她在訴說時帶著一種不尋常的遲疑語調，告訴我說她遭遇了一起讓她深受震撼的事件，以致她不禁開始質疑所受的醫學訓練以及自身堅定的價值觀。她提醒我，她自從讀小學以來，就一心一意想當醫師，當一名關心病患、將照料病患的痛苦視為第一優先的醫師。我幾乎不需要她提醒；我對於艾黛兒充滿信心，知道她一定會竭盡全力將病患擺在第一位。

她所描述的這起事件，發生在她第一年擔任內科住院醫師期間某個炎熱潮濕的夏夜。

白天她已經在病房中度過疲於奔命的一天，而由於排班表出了差錯，那晚她還得在醫院待命。緊急入院和其他嚴重的臨床狀況，讓她一直忙到凌晨兩點。她在值班室裡沉沉睡去不到半個鐘頭，就被響個不停的電話鈴聲給吵醒。在這種情況下，艾黛兒想當然既疲憊又不明所以。打電話來的護理師說，有好幾名病患需要她立刻去看看。她振作起精神，迅速動身前往名單上第一位病患的病房。那是一名即將在當天早晨進行重大外科手術的中年女性，她的靜脈注射管出現阻塞。護理師沒辦法讓靜脈注射重新流動，也沒法進行新的靜脈注射。艾黛兒換上新的靜脈注射後，便要趕往名單上的下一位病患，這樣她才能在一大早與資深住院主治醫師一起巡房之前多睡一點。

就在艾黛兒往門口走時，這位女性以顫抖的聲音告訴她，她非常害怕明天的手術，非常需要找人談一談。艾黛兒發現自己幾乎是反射地回答：「對不起！我現在沒辦法停下來跟妳講話。我還得去看別的病人。」說完這句話，她就跑向走廊。但是離開病房大約十多公尺後她停下腳步，捫心自問：「我剛剛怎麼可以這麼做？我會讀醫科，就是想像這樣去傾聽病患，和病患說話。而現在我卻跑開了。」她掉頭回到那名病患床邊，為自己剛才的離開而道歉，並且在接下來的半個鐘頭裡，坐在病患床上，握著她的手，盡力回答她關於即將面臨的手術中令她焦慮的問題。

在處理好其他病患的問題後，她已經沒有時間睡回籠覺了。她灌了好幾杯濃咖啡，就準備好去參加巡房。等巡房結束，艾黛兒總算能離開醫院，回到自己的公寓後，她崩潰了，因為自己所面臨的嚴酷現實而痛苦地放聲大哭。她能夠實現對自己的期待，成為一位體恤病患的醫師，而且仍然可以熬過這令人疲憊不堪的住院醫師時期嗎？從自己所受的醫學教育和閱讀中，她確切理解自己發生了什麼事，但是她依然無法接受，為求熬過訓練期，就擱置自己在醫學上最重視的事物。「如果這是完成理想得付出的代價，」她說，「那麼當我完成醫學訓練時，我是否會變成一個不一樣的人：一個在面對抱負與實際現實之間的強烈衝突時，學到的唯一解決方法就只有以便宜行事的態度完成工作的醫師，不在乎這結果對於病患而言是多麼沒人性？」我與她談了一個鐘頭，對她指出一點：我們大多數人在面臨相同的狀況時，都會繼續跑向走廊去看另一位病患，許多人甚至連想都不會再去想這件事。在她的身上，有種特質讓她與眾不同，而且至少在這一次，她對自我的期許在艱困的環境中展露了出來。雖然如此，我們兩人並不真的滿足於我的說法。我們一再了解到，在臨床實際遭遇中，阻礙或扼殺以人性來處理情感與生活環境所形成的混亂現實的這股力量，有如排山倒海一般非常強大。她的難題雖然是個別個案，但是有某個更大的議題正逐步逼近。無論是艾黛兒或我，都無法給出充分的解答。

我遇過不少重視這項議題的醫師和醫學生。其中最令人不安的情況，發生在某位學生身上，在最初的兩年臨床理論課程裡，身為一名醫學生的她已經展現出十分出色的問診技巧。她也完成了一項小研究，是以病患的社會經歷為基礎，探討社會脈絡對於慢性病進程的影響。

在醫學院臨床實習（有時被戲稱為「憤世嫉俗期」）第一次專科輪調（specialty rotation）的第一週，一位第二年住院醫師請她去問出幾位病患的經歷，記錄在病歷表中，接著進行其他幾位病患的所有瑣碎事項（查詢實驗室報告、呼叫諮詢師、追蹤其他資訊、填寫表格等等）。第一位病患的社會經歷實在太有趣，讓她待在病患房間裡花了四十五分鐘。當她出來時，住院醫生簡直氣炸了，堅決認為如果她「光是」問病患的經歷就要花這麼長的時間，一定會影響到她臨床實習的成績。住院醫生對她大吼，要她盡快去問出其他病患的經歷，迅速完成她的工作，不要再浪費任何時間。

她相當震驚，向臨床醫療團隊的其他人尋求支持，但是似乎沒人認為她的做法正確。她學到了嚴酷的一課：她跑進下一名病患的病房內，話說得很快，只聽聽表面內容，盡可能簡潔地寫下對方的經歷。她明白，她所學到的不是她真正該學的，也無法將詢問經歷當作和病患建立情誼並讓治療工作有效率的方法。這位見地深刻的年輕女性繼續說到，她有時候和護理師一樣被命令進行各種問卷調查，目的在評估病患的疼痛、悲傷、疲憊和其他症狀的程度。填寫問卷並和病患談話以了解他們的回答之後，她獲得了病患的主觀狀態和主訴的含意所形成的真實感受，然而院方想從她那裡取得的僅只是統計數字，一個被當成「事實」記錄在病歷表中的分數。無論是否有人注意或考量這個數字，都毫無實際意義。但是它就在那兒——一個滿足程序需求的空洞數字。難怪會有這麼多實習醫師豎立起憤世嫉俗與冷漠的高牆，以抵擋逐漸瀰漫的沮喪。實習生出現憂鬱和焦慮已經司空見慣，而且他們的抱負和信念也持續遭受打擊，不僅來自臨床工作負荷的壓力，也來自醫院缺乏人性的例行公事和要求。要在醫院和任何你能掌管的其他生活環境中撐下來，取決於是否學會以最簡便迅速的方式運作整個系統，對於會耗費大量情感和道德衡量的人性互動，則盡可能在最短的時間內脫身。

針對專業照護的抱怨已經普遍到耳熟能詳的地步，不只是來自病患，也來自醫師。以下有幾個例子，是我過去十年來從研究和臨床診療中得到的意見，顯示出了問題所在。

一位糖尿病惡化併發腎臟、視力、代謝等問題的六十五歲男性這麼形容：「他們催我趕快進去看診。我幾乎沒時間說明狀況。沒有人會多問我感覺如何。接著他們又催我趕快出去。我沒有機會說明所有發生的狀況。或者只是問問接下來我會怎樣也沒機會。我非常生氣又非常失望。這樣能把病看好嗎？」

「從他們對待我的方式，你會以為我這個人跟我生的病一點關係也沒有。」一名有著慢性腸胃症狀的三十九歲大學講師說。「沒人問我有什麼看法。當我提出可能的原因時，他們卻似乎感到非常意外。這讓我很生氣，讓我很想做些什麼，真的隨便什麼都好，讓他們明白我是生了病的那個人。有時候我故意錯過約診，或是不配合治療——雖然這麼做又蠢又沒好處。我很不滿，我要我的意見被尊重，被當成一回事。」

「我對他們實在很生氣。他們不聽人講話。我想勒住他們脖子用力搖晃，告訴他們：『別把我當隱形人！』」罹患慢性肝病的六十四歲技工說，似乎準備要放棄了。「你能怎麼辦？我有時候很生氣，甚至不想再來看病了。有時候我就沒來。但是這樣只會讓我的病情更糟。」

一名中年女性則說出這段故事：「我母親九十三歲了。她的聽力不好。她需要有人慢慢跟她解釋她暈眩的毛病是怎麼回事，以及為什麼這毛病會很難控制。但是醫生和護理師好像連跟我說明一下，好讓我可以跟我母親解釋是怎麼回事的時間也沒有。這讓人很挫折。他們怎麼能用『優質』這個字眼來形容她所獲得的照顧？可是我們沒有別的選擇。」

「我很擔心他們不會回應我爸的所有需求，」這位男士的八十一歲父親因為中風和心臟病住在教學醫院裡。「他們可能會放棄治療他。又一個八十歲的，是可以不必繼續支助的歲數了。我讀過報紙，我知道醫生為了減少開支都在做些什麼，而且照顧是限量供應的。如果你不逼迫他們，你就得不到你該擁有的。嗯，我為了我爸拚命逼他們。我就是不相信醫院的員工。我會盯著他們做事，而且我有話直說。」

醫療專業人員的經驗也一樣充滿憂慮。一名管理式照護模式（managed care practice）[1]下的資深初級照護醫師這麼描述：「在醫界，已經發生某種非常深層而且惡劣的情況，而且還繼續在發生。花在病患身上的時間非常少，也很少強調要將時間花在他們身上，跟他們多說說話，詢問他們的問題，解釋治療要怎麼進行，回應他們的恐懼和想望。那是一種全新的語言：成本、效率和管理。這不是我在實習時所學會的臨床實務語言。我覺得很挫折，而且非常、非常格格不入。我開始在想，這種醫界文化不適合我。我得要擺脫這種文化。」

「我們都知道醫界正在歷經一場革命，」另一名在健康維護組織（HMO）[2]架構下工作的初級照護醫師解釋說，「但是你寧可相信——必須相信——這樣的改變只會影響到非臨床醫療層面的照顧。但這是本末倒置。所以我們甚至騙不了自己說我們信這一套。我受訓時所認為的優質照顧重要觀念，我服務的機構似乎不再重視，比如：和病患之間親近而彼此信賴的關係、良好的溝通技巧、有足夠的時間與被疾病折磨的病患討論問題、關心他們的困擾。這不只是照顧上『軟性』的一面。你之所以必須這麼做，是因為這些事真的是不可或缺的。如果你沒有，我是說不去做這些事，你算是哪門子醫生？你提供的是哪門子照顧？這真的是個道德議題。管理式照護機構以及相關的一切，已經變得比病患本身還重要。這種關係應該被叫做『管理醫／病的照護供應鏈』，因為我們把大多時間花在管理的議題上。我認為這是行醫在道德上的危險沉淪。」

最後，而且或許是最令人擔心的，是這位在美國頂尖醫學院任教的醫學教育者告訴我的：「有時候我覺得自己是個偽君子。我站在一整間教室的醫學生面前，教導關於行醫的溝通與心理社會學技巧，表現出一副他們一旦開始實習，會有時間做這些事。他們沒那時間；他們不會有時間！他們不能慢慢來，而且從實習督導身上，他們得不到需要的支援，支持他們去做他們知道該怎麼做而且知道應該要做的事。事情就是這樣。這就是今日的醫學教育。你難道不會說這是教育危機嗎？但是對一個醫學教育者而言，這不也是道德危機嗎？我們該怎麼辦呢？」

謝天謝地，為了保持平衡，許多病患和醫生對於醫療保健有著正面的看法，認識到這一點非常重要。儘管如此，我在這裡所分享的這些令人感到失望的觀點，現在不只是受到病患與家屬們愈來愈多的文章所支持，同時專業醫護人員的所見所聞也可作證，他們的故事充滿了失望或直白的嘲諷。

我的一位好友是位和我年紀相近的醫師，依然在執行初級照護工作，他對於自身感覺與經驗的描述，也正反映了我的想法。「我會這樣總結我的醫師生涯：這是個很棒的領域，有很好的機會可以藉由一種高度實用的方式，為人們做出對他們很重要的善事，同時可以學習到許多關於生命與這瞬息萬變的社會的真諦。然而我們的醫療保健系統犯的所有錯誤，都有非常不利的影響，從保險到所有對醫院和專業人員的規範，全都出了狀況。這可真是個大問題！對我們這些提供者而言是個問題，對病患而言也是個問題，大問題。我認為照護的品質今非昔比。而對於未來，我很擔憂。真的非常擔憂！醫學有著無窮的潛力可以成就大事，可以對民眾真的有幫助。但我們現在卻陷在一團混亂當中（指醫療保健系統），我們沒有人知道將來會變成怎樣。所以我心中有些悲傷，因為我即將退休。問題是：新一代的醫師會變成什麼樣子？他們會做出什麼事？他們會像你我一樣為病患盡心盡力嗎？或者醫療會變得完全不同，對他們還有病患來說截然不同的東西？我指的是，令人失望的改變。」

要理解醫學中的照護所受到的威脅，有四項主要的矛盾我們需要仔細思考，這是我在多年研究過程中所發現的。第一個矛盾是，傳統上醫學將照護定義為醫師行醫的核心。但是經過數十年，照護在醫師實際的作為中變得越來越邊緣化。醫療機構沒有針對照護投入足夠的時間、金錢和關注，而且醫師的工作從親力親為轉移到仰賴高科技診斷和治療。此外，醫療實務透過電子資訊居間傳達，致使病患被視為物體並被剝除了人性，而且更加拉開病患和醫師間的距離。然而醫師和醫療保健機構卻依然堅持，照護是醫學實務的核心所在。這就是我所謂的矛盾。

第二個矛盾是，對於本書所描述的這種照護，醫學上的貢獻明顯比不上護理師、周邊的醫療專業人員，以及，尤其是家庭的貢獻；但醫學界卻習以為常地忽略這些必要的夥伴。醫師和醫療政策制定者必須認知並承認照護在醫學領域中地位被貶低，以及照護在其他領域所扮演的重要角色。無論在哪裡，只要是以融合多專業團隊和以家庭為本的諮詢和決策做為照護的基準，確實就能使所有人都受益，但要讓這狀況順利推展，從業人員需要時間、許可還有適當的鼓勵，讓他們在病患的照護中引入不同的觀點和資源。

第三個矛盾是關於醫學教育。醫學教育者立刻就承認，他們無力投入足夠資源（課程所需的金錢、教員、時間和場地），來執行照護的教導與實習。他們也承認，研究顯示出，比起畢業生而言，第一年的醫學生對於照護的實務和社會心理學面向更有興趣，也表現得更好。這項令人沮喪的發現暗示著，即便醫學教育賦予了醫學生們如此豐富的科學與技術知識，但其中的某種東西卻促使學生喪失照護的能力。這招致出一個史威夫特式[3]的「謙卑的建議」。就這樣可悲的現實來看，為什麼不乾脆把照護整個從醫學院課程中拿掉算了？我對醫學教育人士提起這個想法，但是沒有人打算考慮這回事。事實上，他們想都沒想就回絕了這項提議，好像這是種褻瀆一樣。但是在美國，沒有任何一所醫學院付諸行動將照護列為醫學教育最核心的部分。受到珍視的醫師形象以及自身對於療癒與撫慰他人所感受到的召喚，經常是多年前吸引他們進入醫學領域的原因，儘管得面對明顯的矛盾，依然持續的矛盾。

最後一個矛盾是，醫療系統的重整與醫療科技的革命——其中有一部分是為了強化照護而發展出來的，藉由減少診斷與治療可能發生的錯誤並且移除阻礙，以提供更好的成果——卻自相矛盾地削弱了系統本身。舉例來說，大部分版本的電子醫療紀錄有其用處，但這些紀錄數據卻使得護理師的相關紀錄、或是其他有關病患日常的情感與社會關係上的記述沒有立足之地，直到最近才發生改變。至於為什麼要變成這樣，卻沒有任何合理的原因可以解釋。此外，醫師們在電腦螢幕上進行修正所花費的時間，多過於傾聽病患心聲、跟病患談話的時間，這對於醫師與病患兩者都兼具利與弊。外科醫師兼作家阿圖·葛文德（Atul Gawande）擔心，無可避免的科技進步「將我們大多數人都困住了……我們全都弓身在螢幕前，花更多時間設法化解對執行工作所設下的重重限制，實際去進行工作的時間變得更少。而我們似乎擁有的唯一選擇，就是去適應這種現實，要不就會被這現實擊垮。」

[4]研究（包括我自己的）確認了直覺所告訴我們的一點：任何損害醫師與病人之間人性互動的事物，都會削減照護的品質，並對照護成果有潛在影響。藥物的進展產生了「奇蹟藥物」的觀念，將病患轉變成了原型產品的消費者，比較像是一個獲利中心，而不是需求人性互動的孤單受苦的人。美國電視上的誘人廣告，在其他多國家都被禁止，宣傳著傳說中的神奇藥物（關於藥品的使用風險卻迅速地含糊帶過），凸顯出對醫療保健市場、銷售與獲利的走火入魔。醫療保健變成了買賣，而非一種關係。你在精神科就會看出這一點，那裡的典型理想運作模式是一位提供處方箋的醫師，而不是一位有智慧的精神治療醫師。在每一種醫學專科當中，都存在著一模一樣的情況。

當然，醫師確實有充分的機會去執行照顧工作。每當聽診胸腔、觸診腹部或是把按脈搏的時候，醫師可以邊做邊對病患展露安撫的微笑，給予一個支持鼓勵的觸碰，和幾句展現陪伴和希望的話語。當醫師與病患談到治療與預後時，他們可以細心傾聽（把目光從電腦螢幕上移開），並且花時間清楚解釋治療程序和使用的藥物，包括對於病患與家屬的擔憂給予完整且容易了解的回應。他們可以在塞給病患的家屬和親近的朋友一大堆社工人員、物理治療師和其他工作人員之前，先讓家屬和朋友對未來病程會發生的狀況預作準備——這麼一來他們（家屬和朋友）便可以設法建立一個可以產生實際協助的網絡。他們可以營造出一種感覺，讓大家都覺得病患的改善真的很重要，家屬的積極參與也一樣重要。醫師應該利用這些方式與其他做法，讓病患和家屬加入有幫助而且真實的合作關係中，並且培養自己成為一名治療者，這一點至關重要。光是這一點，就足以啟動非常有力的生理的轉變，促成一種目前依然神祕未解、但威力強大的「安慰劑」效應。

當我在專業及學術會議中報告這四項矛盾時，引起某些人心照不宣的微笑，與其他人失望放棄的嘆息。不幸的是，我的報告也激起一些人防衛性的抗議，他們固執地緊緊抱持著過時、浪漫的願景，將醫師視為成功對抗困難的英雄。與會者經常為我挺身與他們形容為壓倒性的負面影響奮戰而鼓掌喝采，這些影響來自政治經濟、體制官僚和帶來轉變的科技。他們的悲嘆都很類似，大聲地主張：「照護免不了會日漸式微，而且狀況將變得更加窘迫。這是因為投入工作中的專業人員的實際價值遭受扭曲，背離了被把照護病患視為第一要務的道德召喚。取而代之的是，醫師被視為服務業市場中大企業的一名雇員，被要求根據利潤和效益來衡量成本，制定出一體適用的標準指導原則。這不是真正的優良品質，而是在考核醫師。那些來自醫療保健系統主事者的稽核，」憤怒的與會者給予我忠告：「顯示出官僚體系對於產業模式下只關心生產量、無視行醫應有作為的臨床經驗，根本無動於衷。」

然而令人印象深刻的是，這些會議幾乎都並非在悲嘆著一個無解的難題下結束，而是與會者提供各自的例子，展現當地成功改善照護並在從業人員的訓練和生活中提升照護地位的努力。也就是說，幾乎在我所到之處，都有醫療與護理的從業人員努力嘗試改善或提升照護工作。他們帶頭行動並啟迪人心。他們可謂年輕醫師和護理師們的典範。在醫學院、醫院和臨床工作中正在掀起一股小型新計畫的浪潮。這股浪潮包括對於醫學院學生的篩選，根據他們在家庭、學校生活和社群中對於照護所表現出的同理心和興趣來予以評估；檢驗學生問診的技巧；針對失能者的家庭訪視，好讓學生了解家庭照護需要包含什麼；對初級照護人員的支持團體，重點放在處理死亡和臨終或其他情感上難以處理的項目，包括筋疲力竭的狀況；以及集醫院上下所有努力，訓練員工以更加尊重的方式面對病患與家屬的要求，並且回應實習醫師所遭遇到的壓力。這些努力，包括協助苦惱的工作人員專注於自己如何影響與激勵他人，並且對於霸凌、羞辱、貶低或騷擾他人所導致的潛在傷害——無論對一所機構的風氣或新進醫師和護理師的表現都有害——提高覺察力，即使這些行為並非蓄意，而且是根源於醫療工作環境中的高度壓力。反過來說，這些努力聚合了專業的認知，傳達出一個訊息：仁慈、指導、傾聽和同情，是扮演治療者角色的關鍵所在。有時候，這只需要某種風氣，讓一個人僅僅因為對病患或擔憂的親人產生重要影響，便能獲得認可。

還有一些新計畫致力於將病患照護塑造成協力進行的工作，強調病患教育和家庭支援。癌症照護團隊、安寧照護團隊以及敘事醫學（narrative medicine）[5]與人道醫療計畫中形形色色的成員，都示範出優質照護是實際可行的目標。還有那些將「走動式管理」（management by walking about）奉為圭臬的照護機構負責人和臨床指導者。離開辦公室或護理站，在機構中四處走動，與病患和家屬還有各層級的員工談話，讓他們了解執行工作和接受照顧的人的強項與弱點、關切與信念。在清楚表達出使命和承諾的醫院中，這一點尤其顯著，無論這些使命和承諾是宗教的或是世俗的，都在組織的各個層級中明顯受到引用，而且成為典範。接下來，還需要決策者、領導人能身體力行、實際體現這些價值，彰顯這類特質、習性在醫院或護理之家照護人員裡的重要性，表彰模範員工，並敬重他們的同仁和病患。

醫師之所以不斷努力去做這些微小卻重要的事，我相信，是出於臨床經驗的本質。照護的實踐，必需建基於確確實實的「臨在陪伴」，因為唯有如此，我們才有能力去幫助另一個正在深受苦難、急需安撫和實質協助的人。如何體現這種活生生、充滿意義的醫病關係，是每一位從業人員與學生都需要努力探討的問題，但是，將親力親為的照護視為專業目標，依然存在著復甦的可能性。

註釋

1 譯註：管理式照護，是美國一種提供醫療保險的制度，針對特定對象，以議定的價格，由專業人員提供事先設定好的套裝式服務。

2 譯註：健康維護組織（Health Maintenance Organization）是一個醫療保險團體，以收取固定年費的方式提供醫療服務。

3 原註：強納森．史威夫特（Jonathan Swift）的散文集《一個謙卑的建議》（*A Modest Proposal*）以諷刺口吻批評十九世紀愛爾蘭可怕的大饑荒中對窮人缺乏憐憫的情形。為了激起英國殖民人士對於沒有盡力救助愛爾蘭民眾感到憤怒，他建議愛爾蘭民眾吃自己的小孩。

4 原註：Atul Gawande, "The Upgrade: Why Doctors Hate Their Computers," New Yorker, November 12, 2018。譯按：葛文德是印裔美籍外科醫師暨新聞工作者，同時是優化現代醫療保健體系方面的專家。

5 譯註：一種運用人們在臨床實踐、研究和教育中的敘事，來促進病患康復的醫療方式。

11 苦難的盡頭，光亮逐漸升起

我們這段如此漫長艱困的旅程，就這麼來到了最後九個月，瓊安苦難的盡頭。我把這段最後的時期，想像成三聯畫，先是相會，然後籠罩於完全的黑暗，隨後則是柔和的光芒逐漸升起。第一塊畫板上的畫面，是我們進入醫療保健體制這頭巨大怪物的肚子裡。儘管我有人脈而且瓊安的入院許可應該已經事先安排好了，但光是讓瓊安入院就花上一整天，從一大清早在劍橋一家醫院的急診室裡開始，她將從這裡轉院到麥克萊恩醫院。緩慢但是有所進展地，在急診室經過一整天等待、等待、再等待的漫長過程，瓊安逐漸地、一步一步地從尚可控制的狀態，持續惡化成焦慮，最後完全發怒。在住院手續無止盡的折磨下，她崩潰了。僵化的行政程序以及官僚主義的冷漠到達了無法想像的可怕極端。偶爾，這整個過程之中的非人性化，因為有新面孔出面承諾會設法解決，而稍微有所減輕，但當新的工作人員接手後，他們卻表現出一模一樣的驚訝——所說的話和做出的手勢都完全一樣——他們對我們竟然還呆在原地，什麼事也沒有發生，表現出很驚訝的樣子。我猜，他們為了舒緩我們明顯的焦慮，想要逗我們嘲笑這套失控的系統，這系統就像〈魔法師的學徒〉[1]那樣已經超出所有人的理解或控制。

我們近晚時分抵達麥克萊恩醫院住院部門，每一件事都要再重新來過，不只是一次，而是四次：分別由主治醫師、住院醫師、研究員和醫學生來執行。其中包括了用一模一樣的方式、詢問一模一樣的問題，來進行一模一樣的認知狀態測試，一次、一次又一次。檢驗結果完全與瓊安的認知功能程度吻合，但在情緒方面，連續不斷的測試讓她情緒更加惡化。在她心智短暫清晰的時刻裡，一名老人精神病學研究員要求瓊安記住三樣東西，與其他人要求的一模一樣（棕色外套、藍色領帶和紅色蘋果），瓊安回答她不想再做這項「冗長」又「累人」的測試，讓研究員嚇了一跳。研究員道了歉，顯然被瓊安忽然間神智清楚而且明確的情緒表達弄得有點困惑，他說瓊安說得當然沒錯，而且如果他也處於跟瓊安一樣的狀況，也希望自己能如此清晰有力地表達意見。這簡短、出乎預料的對答，大概是這段評估過程中唯一帶有真實人性的時刻。

在麥克萊恩的入院關卡歷經三個鐘頭的痛苦折磨後，瓊安總算得以入住老人神經精神科病房。希拉和我在那裡陪著瓊安。那時是晚上十一點，護理師請我們離開病房。我忽然被一個瘋狂念頭所淹沒：不管瓊安的狀況如何，我要帶著她逃出病房，帶她回家。我整個人都在抗拒著把她獨自留在精神病房。希拉說服我放棄這個危險的計畫，而且她說服護理師，讓她陪伴瓊安直到她睡著。我安下心來，與瓊安吻別後開車回家。半夜回到家之後不久，我打電話給彼得和安妮，重新訴說一次這可怕的一天所發生的一切。當我說到把瓊安留在病房由希拉陪伴的這部分時，我崩潰了，而且不能自制地啜泣起來。我感覺到無比沉重的失敗感，因為幾年來我一直承諾她會讓她在家裡接受照料。到頭來，我還是沒能找到一個達成這項承諾的方法。不管彼得和安妮怎麼說，都無法讓我冷靜下來，也無法減輕我對於這項決定的愧疚感，從臨床上，我明白這項決定有其必要，但是在情感和道德上，我無法接受。在清晨的短暫睡夢中，我重溫了我們所共度的那鮮明又難忘的一生，有時覺得悠悠歲月，有如橫跨天際的弧弓，在夜空裡無限延伸。一時間我就看遍了這一生所有輝煌和黑暗的時刻。

瓊安在麥克萊恩醫院待了一星期。她對新的精神藥物治療計畫的反應穩定到讓她可以轉到「查爾斯河上的新橋」護理之家中的認知照護長期住房，那是安妮、彼得和我最後選定的地方，位在麻薩諸塞州戴德姆（Dedham），離我們家大約有十九公里遠。我們對於這家機構印象十分深刻：它很新，設備完善，坐落在幾百畝起伏的山丘和草原之中，四周綠意盎然，而且，最重要的是，這裡的負責人經驗豐富又全心奉獻，全體員工展現出仁慈、溫暖和體貼人性的護理技巧。我得用上我所有工作上的人脈關係，才有辦法讓瓊安入住這裡。她的新家、也是最後的住處，是一間有著美麗視野的單人房，彷彿旅館房間，而非醫院病房。隔壁就是一般的廚房區和娛樂室，而且房間裡灑滿著陽光。入住者可以隨時聽見生活動靜的些微聲響，但依然能保有在自己房間裡的隱私。

抵達這裡一週後，瓊安變得不受控制：砸東西、打人、尖叫，陷入一種我從未見過的精神錯亂狀態。這幅逐漸晦暗的畫面，依然是三聯畫中第一塊畫板的一部分。住房的主管告訴我，她以前見過這類瘋狂的表現，要我放心。她在瓊安房間裡的混亂騷動中冷靜地解釋說，這就像是進入失智症最後階段的人開始明白一切就要結束了：這是他們迎向死亡之前的最後一站，所以他們用盡所有剩餘的力氣去抵抗。

基於瓊安這時的狀態，我雇用了希拉的朋友，她們兩人一起日以繼夜地照顧瓊安，填補護理助理照顧的空檔。不過很快地，不知道是因為新藥的作用，或是純粹筋疲力竭了，瓊安變得安靜而順服。在接下來的幾個月裡，她的四肢以令人悲傷的速度變得消瘦無力，而且她睡著的時間越來越長、越來越長。我每天都去看她，從劍橋開車過去，同時維持教課，這可以讓我保持理智。我坐在瓊安身旁，握著她的手，親吻她的臉頰，在她耳邊輕聲地說：「我是亞瑟。我來陪妳了。妳的亞瑟。」有時候她會認得我而微笑起來，甚至會大聲地重複我的名字，但是更多時候，她看來像是迷失在自己瀕臨死亡的狀態中。我徘徊在沉痛接受事實和激烈的否認之間——這一切發生得太快了——而且儘管安妮和彼得還有他們的家人經常來探視，我還是茫然若失，覺得被這個世界隔離了。機構裡其他臨終病患的家人告訴我，他們也有同樣的感覺。

在這幾個月裡，護理助理對瓊安細心且帶著憐憫的照護讓我印象深刻，她們大多是最近才剛從海地移民來的。她們在海地的鄉下和都會中當過護理師、社工和社區衛生人員。在波士頓這附近，這是她們唯一能找到的穩定工作，儘管薪水很低，她們依然全力投入。在這六個月的倒數第二個照顧階段裡，她們對待瓊安無比地慈愛、體貼和細心。我回想起那位愛滋帶原孩子的母親，猜想她是不是會在這裡上晚班。她並沒有，但是從瓊安所接受的照顧，我認為自己看到的關注與她對自己兒子所付出的沒有兩樣。護理師們一整天都會來看瓊安，檢查她的生命徵象，餵她吃藥。

這家機構隸屬於波士頓的希伯來復健中心（Hebrew Rehabilitation Center），有一位猶太牧師會經常來看我們家人。因為瓊安已經幾乎無法溝通，牧師是從我們口中得知關於瓊安的事，她也聆聽了我們每個人的故事。她很溫暖、周到，而且對我們十分支持，她清楚地告訴我們，住房部門會尊重瓊安希望走得有尊嚴的心願，不會施加醫療介入手段。住房照護團隊的其他成員——一名社工、一名心理師、一名精神醫師、安寧照護醫師和護理師，以及理所當然的，住房主管——都陪伴著瓊安，並且支持我們家人度過她在新橋的時光。

一再地讓我——還有彼得、安妮以及我母親——感到震撼的是，瓊安和其他病患在新橋所受到的照顧充滿了深刻的人性。即使處在半意識狀態下，認知照護住房的病患依然會以輪椅推送到充滿陽光的日間娛樂室裡。工作人員經常而且主動與病患互動。針對失智症早期和較不嚴重階段的患者，那裡安排了遊戲、電影、電視、音樂活動，還有許多病患家屬在場。即便是失能最為嚴重的病患，都會被納入主要的社交活動裡，而且絕不會受到工作人員冷落。確切地說的話，這些病患受到的對待就彷彿他們依然知悉當下的一切似的，每當有事需要幫忙，像是利用支架協助他們上廁所，病患的家屬可以參與。就跟瓊安所受到的對待一樣，所有病患都可以持續接受特別經過失智症照護訓練的護理師與照護團隊其他成員的服務。他們表裡如一。他們的表現就像是獲得授權，可以自行獨立評估病患所需的照護和所提供的照護品質屬於哪種等級，同時他們以充滿人性的態度來進行這樣的評估。他們創造出一種洋溢溫柔和負責的風氣。他們特意讓每一位失智症病患（即使是那些嚴重失能的患者）和家屬們有自由行動的空間，讓他們感覺舒適自在。那裡讓我相信，瓊安受到的是所能想像到的最好的照顧，而且連我也受到最好的照顧。這與我們前此十年歷經波士頓各個醫院及專科醫療網的淒慘經驗形成強烈對比。這為我證實了一件事：一家機構不可能無法提供體貼人性且通情達理的長期照護，只要負責人全心全意奉獻在這個目標上，而且以身作則並嚴加要求。我們已經在為瓊安尋找的一些機構中見到那樣的願景得到實現，並且在新橋親身獲得了體驗。

而三聯畫位於中間的這塊畫板上，只顯示出全然的黑暗。那是最後的兩個星期。瓊安已經不吃不喝。身為她親密家人的我們，試圖實現她長久以來持續重申的要求，這件事正式寫在她的遺囑和醫療委託書中，表明她不願苟延殘喘地活下去。這對我們而言已經變成一項神聖的誓約。不施打靜脈注射。不進行輔助呼吸。不使用抗生素。除了讓她漸漸死去，別無他物。來自西雅圖、巴黎和紐約的好友來到這裡，加上安妮、彼得、女婿和媳婦、我母親、我弟弟和弟媳，以及我們的四個小孫子：蓋布瑞爾（Gabriel）、甘道爾（Kendall）、艾莉葛瑞（Allegra）、克萊頓（Clayton），都來到瓊安的床邊守夜。我們訴說著過去值得回憶的事蹟；我們看著瓊安生命各個階段的相片；我們開始好好留住所有回憶，從那時起持續到事情發生七年後我寫下這些字句的現在。

我們分工合作，讓她的嘴唇保持濕潤，把碎冰塊放進她嘴裡好解渴，用乳液塗抹她的臉龐、手臂和背部。我們按摩她的肌肉，並且梳理她的頭髮。我們對她唱歌，親吻她，播放她喜歡的音樂，而那音樂似乎也很適合這結束的時刻──豎琴、大提琴和鋼琴的演奏。當她看起來很痛苦的時候，我們就安排嗎啡點滴注射，當她狀況惡化，我們同意安寧照護醫師增加劑量的計畫，即使這會進一步抑制她的呼吸。我們希望這最後階段可以盡快結束，好讓瓊安不必承受瀕死的折磨。我希望她沒有受苦，但我永遠沒辦法確定。嗎啡的效果似乎帶走了她的掙扎。最後的時刻已經到來；瓊安顯得很平靜；儘管她的呼吸很緩慢，但並不吃力。在那最後一天，我們深夜開車回家睡了幾個鐘頭。當晚班護理師依約打電話來時，我們趕到瓊安的床邊，但是她已經去世了。我們在這最後幾天已經向她告別過了。我們感到解脫了；苦難結束了。

黃色，這是瓊安出現黃疸的臉孔上，緊繃乾枯的皮膚所呈現的顏色。這個臨終狀態帶來一種奇特的回響，讓我想起《千字文》，這篇瓊安耗費超過十年之久努力翻譯但被迫中斷的中國韻文，開頭第一句便是：「天地玄黃。」這就好像她，帶著我，一起回到了萬物的初始源頭一樣。瓊安逝於二〇一一年三月六日，一個濕冷日子的漆黑凌晨中。雪快速地融化，融雪匆匆流過街道的排水孔柵，彷彿冬天正在流轉入早春一般。瓊安埋葬骨灰的地點位於奧本山墓園（Mount Auburn Cemetery），距離我們從一九八二年便住到現在的家只有兩條街，墓碑上面寫著：

美麗，智慧，善良
與最重要的，愛
克萊曼

瓊安・安德瑞亞 一九三九年九月四日生，二〇一一年三月六日歿

墓碑上預留了足夠空間，當我的骨灰與瓊安會合時，可以加上我的名字。

墓碑顏色是可愛的玫瑰灰，以南達科塔花崗岩製作而成。她父親的瑞士家人們就定居在南達科塔州的農場。白樺樹和楓樹圍繞著她的墳墓，幾公尺之外就有一棵歷史悠久、歷盡滄桑的高大美國楓樹。附近有一座池塘，樹木圍繞著碧綠的池水，夏日呈現出深綠，秋季則夾雜著紅色與發亮的褐色。墓園鄰近一條安靜的住宅區街道，讓人感覺到墓園屬於正在進行的生活劇情的一部分。春天時，這裡到處盛開花朵。但是我認為，在冬天來訪對我來說是最有共鳴的時刻。樹木葉子凋零，冰冷的雪覆蓋地面，池塘水面結冰，白日在午後稍晚就結束，最後幾道斜長的陽光消逝在逐步進逼的黑暗中——這一切似乎都象徵著那悲慘可怕的十年。

我們去掃墓時，堅守著中國傳統，將瓊安墓碑上的落葉、枯枝、土塊和枯萎花瓣清掃乾淨。對我們而言，這項清潔打掃的神聖舉動本身，就是在刻意繼續照顧著瓊安，藉此撫慰並崇敬永遠陪伴在我們身邊的祖先靈魂。

瓊安的葬禮在奧本山墓園的教堂中舉行，以一場告別式開始。這個場面形成了三聯畫的最後一塊畫板。許許多多的朋友、家人、同事、學生和鄰居前來參加。這場聯合不同基督教派的儀式由一位好友兼學校同事籌畫並主持，他也是新教牧師。我們依然因為悲傷而感覺麻木，而且心裡充滿著面對深愛之人逝世的深沉情感。因此我們這位朋友挺身相助，幫助我們思考什麼樣的儀式最能夠榮耀瓊安生前的為人、她的生命所代表的意義，以及我們希望如何紀念她。我們一起挑選鮮花、音樂、儀式的形式和進行步調、追思演說內容、誦讀的《聖經》經文段落和實際將骨灰下葬的程序。這場告別式想要呈現出瓊安打造自己生命和家庭時所付出的心力、她所激勵出來的照顧付出以及所接受的照顧。每一位講者都緬懷對瓊安的個人回憶，彷彿提供了一方布片好縫綴到由我們集體記憶所形成的巨大百衲被之內。就像中國葬禮那樣，一幅瓊安的相片裝在巨大相框中，以黑絲帶裝飾，放置在教堂的長椅前，面對著所有出席儀式的人。在上前致詞之前，我們都會先向照片鞠躬行禮。

告別式結束後，我們出發將瓊安的骨灰帶到墓園，這時天空泛著微微的光。隨著送葬隊伍行進，天空亮了起來。我們強調，仍然如同中國葬禮一樣，我們將瓊安昇華為受到崇敬的先人，透過我們的虔誠禮拜，她會保佑家人健康、順利、好運道。其中清楚表達出的訊息意味著她依然會活躍地存在於我們的生活中，而我們會努力讓我們心中關於她的記憶繼續活著。她的形體確實改變了，但是依然在我們身邊。她會帶來光亮，粉碎黑暗。在我們心靈中那「彩繪的窗和畫著故事的牆」[2]，我們會帶著關愛，整理和重整記憶中的重要片段、一系列影像以及親密的情感，這樣瓊安就能做為精神典範，繼續影響著我們。一個示範如何生活以及如何建立所謂家庭的典範。藉由分享回憶且共同守護這些堪稱家族檔案的記憶，我們會繼續關懷瓊安・克萊曼，讓她能繼續坦率且對等地關懷我們。

我們將她的骨灰分成多寡不等的四份。約有一半會放進她的墳墓中。其餘的則由我們分別擁有：在位於緬因州沿岸的家附近，我把一些骨灰倒在樹林裡的一塊大圓石上，瓊安把它命名為「先祖之石」，以紀念她的父母；有些我帶到中國，偷偷地放在長沙一個美麗的地點，那裡是我們開始共同研究的地方。剩下的我放在我們劍橋家中的書房裡。知道她遺留下的東西依然在我身邊，讓我感覺比較好過些。彼得將他拿到的那一份帶到他在賓州中部介於森林與原野間的農場，那裡可以眺望隆起的山丘和低矮的山脊，骨灰埋在一塊具有紀念意義的岩石底下；中國的風水專家應該會滿意這樣的安排。安妮把她那一份放進圖書館的壁爐當中（書本和爐邊時光對她來說便代表了她母親的一切）。她認養了中央公園的一棵菩提樹，和一塊位於公園裡文學步道（Literary Walk）上的長椅紀念牌。她還在法國普羅旺斯一間老農舍附近種了一株開花的月桂樹，那是她和她先生以及我們的法國好友共同擁有的地方。我們還一起將瓊安的骨灰撒在巴黎盧森堡花園（Jardin du Luxembourg）的高大栗子樹下，並且把貼著她照片的哈佛教職員證塞進樹的名牌後面，附近有一頭雄鹿保護家人的雕像，在花園後方的安靜角落裡則有一座勇猛驕傲的獅子雕像，我們年輕時會來這裡野餐，瓊安也帶著我們的孩子和孫子來過這裡。保護和勇猛正足以形容瓊安對我們家庭所付出的愛的內涵（毫不意外地，經過這幾年，她的教職員證已經不見了）。

每年在她的忌日或國定假日，我們會全家一起去掃墓。但是我們也經常個別或幾位家人單獨去看她。在打掃過墓地之後，我們每個人都會向祖先報告過去這一年所發生的事。有時候，某個孫子會演奏小提琴或吉他，唱起歌來，我們便全都哭了，因為這喚起了我們對於她的過世以及人生無常的悲傷。但是，就像許多家庭那樣，我們會因為有趣的回憶和團聚的快樂，最後破涕為笑。生命會繼續下去，不斷延續。用這種方式來紀念我們這一小群人在歲月流逝間的變與不變，倒是不壞；以生命裡的行動、凝聚關係以及生活的藝術，我們從經驗中尋找秩序、美善，讓我們變得越來越有人性。簡單來說，就是我們照顧自己、互相照顧，並且照顧我們的小小世界。我想，瓊安會為此感到驕傲。

在社會的許多角落，有許多人發現自己突然間得扮演照護者的角色。一開始可能只是一個人照護另一個人，但是照護很難存在於真空之中。照護——一種需要真心陪伴、坦誠、傾聽、行動、忍受的過程，而且珍惜人們與記憶——會向外波及家人和朋友、同事和社群。這麼多深刻的人性特質所帶來的苦樂參半，會在世世代代間不斷迴響。這是一種將社會凝聚在一起的無形黏著劑。分離與毀滅的力量也是人類生存方式的核心，而照護能打擊這種力量，為世界做出美好的貢獻。我們所體驗到的真實世界充滿掙扎、苦難與挫敗等試煉，在裡面的我們只能期望這份美好貢獻，可以讓人類的道路不那麼顛簸難行。生活不但處處危機，而且充滿不確定性，足以讓心靈最安詳的人騷動不安，而我們所有人都需要照護——不只是被照顧和照顧別人，同時也要照顧自己——才能度過難關。

以這個觀點來看，照護讓我們得以組成社會，並且維繫和強化我們集體的存在。那麼，為什麼我們總是習以為常地忽略這一點呢？我們可以適度地採取哪些強化改善的步驟？當政治和經濟的力量、官僚程序的壓迫以及科技日復一日的侵蝕，照護正在被逐出醫院和社區外，我們該怎麼做才能維繫照護的存在？

也許我們最好先認知到，我們認為照顧是人類世界中一種恆久存在的自然元素，這種假定其實過於膚淺而且沒有根據。當照顧沒有獲得充分滋養時，是有可能變得虛弱而萎靡。

舉例來說，美國經歷過專家所謂的醫療保健全國辯論[3]，其中卻幾乎沒有提到照護的本質或價值。我們不斷地討論財源、政治和醫療保健系統，因為它們會影響保險和醫療品質，但卻沒有更深入探問這些系統應該要提供的照護。我們對於成果的品質與評估的理解，沒有納入照護作用所在的人類經驗面向。我們討論到控制成本、縮減服務、限制補助津貼，然而關於確保民眾的使用權，卻沒有詳細指明「使用的是什麼」？我們尚未建立起具有意義的評量方式，去評估照護與其品質。我們對於女性在照護上投入的重大貢獻，沒有給予承認、表揚以及適當的補償。結果便是，當更多女性投身職場，而男性並未取代原本女性在家中的職責，家庭照護將會愈來愈少。少數族群、移民、宗教組織、慈善機構和公共服務在照護方面的貢獻，既沒有經過良好的認證，也沒有充分獲得公共資源的奧援。因為酬勞太低，家庭照護員的數量正在萎縮。這是讓社會和個人得以運作所必需的最基本支援服務之一（即使是照料瓊安遺體的殯儀館員工，沒想到也是在我們悲慟之際照顧我們需求的行家）。正如某些人所指出的，問題並非是我們無法量化這些經驗，而是它們不能被量化，因為它們是基本的人類互動，是醫療保健的靈魂所在。

因為照護凸顯出人類必須群居互動的狀態——正如猶太諺語所說：「生活是與人共處」——這與在這時代蔚為風潮並影響深遠的基進自由派典範背道而馳。「人人為己」的心態，崇尚個人的權利和需求遠甚於擔憂較宏大的社會良善，這不僅是徹底錯誤，而且不適合社會真正的運作方式和人們的生活。這種心態造成了貧乏而且扭曲到危險程度的價值取向。相對地，「照護」的觀點會改變我們思考政治體系、經濟關係和治安的方式。透過這種觀點來看，政治體系不只是權力的應用或社會控制的建立，而是執行社會照護以及培養對個人與社群的關懷的體系。參與、專注、無私的投入以及互相支持，便攸關著我們如何受到治理。

在「照護」的情境下，經濟面的優先項目必須超越將利潤、生產力和成長最大化的模式。撐持並強化照顧者及其人際關係和照護機構，是存在經濟價值的。在這種模式下所創立的機構，會把照護品質當成績效一樣重視，減少對於評量標準的盲從，是這些評量標準助長了官僚行政上對於人性關懷的漠視。我們應該授權行政人員將促進人類福利列為倫理上的優先事項。社會治安也需要從這種另類觀點來重新思考。美國有極其龐大的囚犯人口，在監視上花費了龐大開銷，而且十分執著於犯罪防範與人身自衛，這一點諷刺地展現在堅持民眾擁有與使用槍械的權利上。但若能將「照護」視為維護社會安全的主要功能，加以保障與維繫的話，這些情形就會被抵銷。這樣一來，照護在家庭、社群和專業領域中的崩潰，就變成重要的社會安全問題，同時，今日大多數的社會安全配置——從監獄到政府針對公共大眾的祕密偵蒐，再到普遍的對立的自保至上心態——將不再被視為正當的手段，而是認清了它真正的本質：它將對把我們凝聚在一起的社會聯繫形成嚴重威脅。這樣的願景聽來是否太過理想、太過基進以致不可能實現？也許不能，但是為什麼我們不能往這目標踏出第一步呢？即使是在政治傾向上最保守的人，也就是訴諸自給自足與鄰里互助等傳統小鎮價值之類浪漫理想的族群，也必須認知到實際的社會邏輯和社會上的政治智慧，單純地去重視對他人的照護，包括了社會照護在內，將「照護」視為讓社群蓬勃發展的核心實踐方式。

作為一個社會，我們之所以持續對於「照護」無所不在的這一點視而不見，我恐怕是源於某種刻意或潛意識的自欺欺人，讓我們都成了瞎子。照護融合在許許多多日常的人性互動中，在我們的學校中、社區中、宗教機構中、青年計畫中、志工組織中和無數熱心投入的人員身上，更別說是在世界各地，獻身於病患與殘障人士的日常照護的家人朋友身上。也許，人們罔視照護的倫理意義，是因為他們以為這樣才能維持個人不被社會淹沒，而能固守自身利益而且獨立自主這樣的個人主義的理想形象。一但認可了照護的重要性，許多政治上廣有影響力的謊言也就要被粉碎，比如人人可以白手起家、拓荒者自給自足、叛逆的開創者、超級英雄、不受政府管束的自由人。事實是，這樣的樣板人物裡，沒有任一個可以存在於人類互依共生的背景脈絡之外。我們對於照護的實踐視而不見，好保持盲目的自信，並推崇英雄式的獨立行動。

這樣的否認態度讓我們進一步無視於瓊安早已內化了的智慧：照護是在善待世界，而善待他人就是一種善待自己的方式。對人類的生存狀況加以援助，是一種出自人類本質的使命。這不是什麼新觀念。這既不是什麼遠大理想，也不是什麼浪漫幻想。這是對於人類偉業最清晰、最嚴肅的一份體悟。依照本書所記述的照顧旅程來看，這個想法對於環境與社群的必要性，不亞於它對每一個人身體和靈魂的必要性。

如果我們能透過照護的行動，實現善待一切的道德使命，我們的世界會變成什麼模樣呢？我們如何在我們的美學、情感和道德教育上，而且以更實際的層面來說，在我們的政策和計畫上，建立這樣的願景呢？是否有可能想像社會與國家明確地朝向促進照護來整頓，並且大力推動社區福利進展的人道行為？如果就連在商業上，對於所有利益關係人、對於所有服務進行的社區、對於提供照顧的組織而言，「照護」都被提升到可以獲利的層次呢？外交事務會如何進行協商？家庭裡的公平待遇看來會是如何？人權、全球醫療、環境保護或收入與食物的保障，又會變得如何？我明白，在今天美國反照護的政治氣氛當中，這樣的願景可能立即便會被認為太過天真且不切實際，不被當一回事。但是為什麼我們不能去想像一個未來世界，有著截然不同的氣氛，可以開啟一點空間，容許我們的道德定位出現哪怕只是小小的改變？換句話說，一旦我們接受照護是社會生活的基礎，而且一旦開始將世上善待他人的照護行動視為生活的智慧，為什麼我們不能開始整合政策和計畫，甚至調整日常的態度與行動，來改造世界呢？就我所知，在社會層次上，沒有任何歷史和人類學的這類先例，所以如此的改變非常基進，不太可能達成。然而從廣泛的意義上來看，這個目標對於我們在照護上的研究而言，難道不是一個合理的結論？所以同樣地，我們難道不該探索一些方法，藉由提倡照護的道德運動，讓這個目標實現？如果現在不做，萬一有朝一日，動亂的年代來臨，安全感、幸福感與和平寧靜都受到威脅，我們哪有時間試著喚起這些價值呢？

安妮—瑪莉．斯勞特（Anne-Marie Slaughter）[4]曾針對兒童照護撰寫過充滿說服力的文章，推敲出今天的美國在支持照護上所必須做出的努力以及理由：

若要我們像支持競爭那樣去支持照護的話，我們就需要結合一些下列的事物：高品質而且一般人負擔得起的兒童照護與老人照護；給予男性與女性勞工因應家庭和醫療問題的有薪假；選擇兼職或彈性工時的權利；比照我們對小學和中等教育的投資，來投資幼教；全面保障懷孕女性勞工的工作權；提供職業照顧者較高薪資與訓練；讓老人能夠在家生活得更長久的社區支援結構；改革小學與中學的課程表，以符合數位經濟而非農業經濟的需要。[5]

她表示，這些提案中有一些在美國政府裡確實受到了兩黨的支持。在這份清單中，她還加上了一項人們有獲得照護的人權，她將這項人權視為美國婦女運動的合理發展。我支持她構想的所有政策解方，而特別吸引我的是，她認為獲得照護的權利是基本人權。這應該包含獲得專業照護的權利，以及病人或衰弱長者獲得居家照護的權利。這也包括讓提供這麼多不支薪的照護而對社會有所幫助的女性（和男性），擁有同等權利可以接受應得的補償。這份清單也可以做為本書在政策方面的目標，此外我再補充以下幾點：改革健保制度，無論是透過聯邦醫療保險（Medicare）和低收入醫療補助保險（Medicaid）或是其他計畫，提供所有美國人普遍適用的長期照護保險；提升居家健康照護員的專業地位與訓練；由醫療服務機構對所有專業照護人員提供獎勵以鼓勵照護工作。

＊　＊　＊

我在澳洲雪梨一位好友的家中，努力搜索適當字眼來為此書起頭，這時我聽見大門外傳來聲音。我往街上看，一名年輕男性癱坐在一把電動輪椅上；他看來身體癱瘓了。在炎熱的太陽底下，汗珠從他扭曲的臉上滴落。他身後是一部大型休旅車，車門打開著。在他的輪椅兩旁分別站了一名都很年邁的男性和女性。那位女性拿著一個插著吸管的杯子讓年輕人喝飲料，而年邁的男性拿著一條細心折好的毛巾擦拭著他的臉。同時，年邁男性以一種勇敢而雀躍的語調要年輕人放心，年輕人臉上因此露出一抹歪扭的微笑。接著，那位女性果決地將輪椅推向車子後門，然後兩人使勁地讓他們的兒子（或者更有可能是孫子）坐好並繫上安全帶。我看得出來，這樣的折騰對他們倆或對年輕人來說都不容易。幾分鐘內，車子就倒車開出了停車地點，他們離開了。

如果是在以前，我可能會對這一幕過目即忘，不會注意到其中的重大意義。然而，就在這一天，我正在為撰寫這本我已經命名為「照護的靈魂」的書而陷入長考之際，這一幕完全抓住了我的注意力。從經驗上，我可以了解上車和下車這樣簡單的動作對他們和我帶來的困難，而且從這點我可以想像得到這一家人所過的照護生活。我認得出來那明快樂觀的語調，也知道在處理一項需要體力的單調事務時，比如幫伴侶進入浴缸或是讓殘障的孫子離開輪椅並且安全地坐進車子裡，還要同時維持那樣的語調，會有多麼困難。我知道這類的簡單事務會如何耗費掉一整天時間，而且達成這些工作感覺起來就像獲得重大勝利。我知道那種擔心出門散心結果不順利而讓所愛的人失望的害怕。即使我只短暫地見證了這幾分鐘，我知道有多少問題急待解決。而且我想我也知道，那對年邁夫妻，就像我一樣，經歷過與《聖經》同等不朽的的感召：我在這裡。我準備好了。

因此到了最後，照護的靈魂轉向了靈魂的照護。主動、直接的照護行動（你也可以說是照護工作中的照護）持續運作著，並且透過人際情誼回頭來重塑自我。從照顧者和被照顧者的心靈深處激起參與感，使情感與意義產生連結。這個連結在耗去人們的能量之際，也同時讓他們的意志力和熱情重新獲得鼓舞。將正向情感和道德承諾專注於身體與認知的護理行動中，可以至少在某種程度上抵銷一些實際的照顧重擔。人際關係的品質與個人自我特質可以獲得強化，但是一切也可能出現反效果，同時削弱了自我特質並結束關係。這從來就不是非此即彼的狀況，而是兩者混合，可能增強也可能削弱，隨著時間、臨床病情和個人環境而產生變化。

一個人會隨著歡度快樂年華、捱過悲慘歲月，而逐漸變得成熟。有時候，無須明白事情正在改變，在最私密的自我深處，自我的道德情緒形式（moral-emotional form）[6]便有所演變。我們可以真誠地稱之為靈魂，也可以使用艱澀的心理學或精神醫學用語來稱呼它。所謂靈魂，是從一種存在的意義來看我們是什麼樣的人，其中包含了我們對自己和他人有何意義、我們主張什麼、我們做了什麼。照護包括了對靈魂的工作：既是針對照護者的靈魂，也針對接受照護者的靈魂。這就是我之前所略為提到的對自我和關係的陶養。陶養，在這裡便代表工作。而這種大多聚焦在他人身上的工作，會回饋到我們自己身上，與我們形成連結，並重新調整我們的內涵。在最好的情況下，它會提升與改善我們；在最糟的情況下，則會耗盡我們並加諸重擔在我們身上。就像是陰與陽一樣，增強和減弱是互補的兩個對立面，在人類的照護經歷中共同運作著。

以我的情況來說，我感覺就像是，我以瓊安為了我所變成的樣子，取代了至少一部分過去的我。事實上我沒有也不可能真的變成瓊安；然而透過這艱難而未竟全功的照護工作，她的照料化為了我這個人的一部分。在那既令人挫折又讓人昇華的工作中，我找到了自己的靈魂。我所發現或是再造──兩種說法似乎都對──的靈魂破損而傷痕累累，對我來說，這似乎證明了照護是一種不完美的任務。無論我們多麼渴盼明確、一勞永逸的勝利，我們所有人全都困在脆弱的人類生存狀況裡，其中充滿了失敗與不足，以及同樣多的希望與成就──這是人類生活中沉重而多重面向的現實。

我身上人類學家的那一面則想要主張，「照護」是人類數萬年來用以適應這殘酷不仁、充滿危險與機會的自然世界的重要方法之一。它也是我們因應社會苦難與歷史巨變所帶來的真實威脅時，藉以維繫與發展社會的手段。以這樣的觀點來看，關懷與照顧帶來了愛與救贖，但也產生了懊悔與欠缺，因為我們無法將照護做到盡善盡美。從這種非關人性的觀點來看，「照護」在道德上是中性的，是一種個人與社會適應和調整的過程。

儘管以這種社會科學的脈絡來詮釋人類漫長的演化旅程是合理的，但在我的經驗裡，在思考真實世界的生活中無時無刻的道德與情感糾葛時，這並非最有用的架構。民族誌研究提供了一種不同的觀點。照護不只是一種藉由互助來活下去的工具。它還是讓生命活得有目的而且充滿熱情的必要條件。以這個角度來看，照護，以及其衍生出的「愛」，是創造意義的要素，這是人類最為重要的活動。在人類經驗中，照護與道德或情感都息息相關。它讓生命值得去活；它是美好與善良的源頭。照護是美德的具體呈現，是智慧與生活之間既具象徵意味又真實可見的橋樑。面對這個容易引發模稜兩可和自相矛盾的世界，照護是少數需要真誠投入與直接行動的珍貴事物之一。歷史的軌跡，如果要往照護的方向轉折，就必須靠我們全體來努力扳動。何不就從你、我開始呢？

註釋

1 譯註：〈魔法師的學徒〉（Sorcerer's Apprentice）是一首十八世紀由德國詩人歌德所作的詩歌，大意敘述有一天魔法師外出，留下學徒在工作室裡作雜務，但是學徒卻使用尚不成熟的魔法把工作室變得一片混亂、難以收拾。

2 原註：出自英國作家羅伯特．路易斯．史蒂文森（Robert Louis Stevenson）作品集《橫越平原，與其他回憶錄和散文》（*Across the Plains, with Other Memories and Essays*, New York: C. Scribner's Sons, 1903）的〈提燈人〉（The Lantern-Bearers）。

3 譯註：在美國，醫療保健系統改革辯論（Healthcare reform debate）是一項長期的政治議題，內容主要在討論醫療覆蓋率的提升、費用的調降、保險的改革、供應的原理、資金和政府的角色等問題。

4 譯註：斯勞特是美國政治、外交政策與國際事務學者，普林斯頓大學教授，新美國基金會現任主席及執行總裁、美國國務院政策計劃主任，也曾擔任美國國際法協會主席。

5 原註：Anne-Marie Slaughter. Chapter 11: "Citizens Who Care," in *Unfinished Business: Women Men Work Family*. New York: Random House (2015): 231–247.

6 編註：道德情緒指個人將道德原則與價值內化的心理表徵。

後記

瓊安去世三年之後，一位來自另一間大學的年輕博士後研究員，針對一項學術研究計畫來徵詢我的建議。我其實並不真的想和他見面。當時我已有其他的委託計畫。而且我也在一次簡短的電話交談中了解到，我的專業領域並不盡然符合這位學生的計畫。我抱著快速了事的心態和他談話。然而，他的聲音中有某種東西，帶著一絲絲苦惱，瓦解了我本性中的不耐煩。我感到強烈的同情，而且察覺到他的學術工作之外有某種東西非常重要。我無法想像年輕時候的自己會隨便管起這種事情，至少不會在臨床情境以外的情況下這麼做，因為我學術性的一面向來會高度地專注於手邊的工作。

儘管我注意到那股憂慮的暗流，但是在這行程滿檔的忙碌工作日中，我不可能任由自己花時間去追根究柢。我原本不認為我有時間，因為我正瘋狂地匆忙趕著進行下一件工作。我對這名男子，一個我一無所知的陌生人，原本不認為值得我給予如同面對病患或親近的人時一樣的關注。但是現在，我開口問了。他的回答有如急流般湧了出來。原來這個年輕人接下了一項重擔，要照顧一位年長而失能的朋友，卻沒有考慮到後果會如何，而照顧過程讓他心力交瘁。他原本不打算在朋友病情度過危急關頭之後繼續承擔這項責任。現在，他覺得被困在這並非情願又無止盡的承諾中，因為不知道該如何抽手而感到無力。他實在無計可施，接著講起他家庭的過往，連帶吐露了內心最深處的天人交戰。我們談了很長的時間，談話，傾聽，設法處理這艱難的問題。我明白，這樣的交流對他很重要，當然他的故事也讓我非常有共鳴。當我們談話時，我感覺時間緩慢下來，我的注意力集中，而且油然發自內心投入。

他的孤獨感，喚起了我在照顧嚴重退化的瓊安那段時間裡的感受。他對照顧關係的矛盾感受，並非我在照顧瓊安時主要的想法，但我仍然可以從自己的經驗中認出它來。他覺得自己早先許下的承諾和這時感到的義務迫使他照顧下去。這種心理上的強制性有很深的根源，比我當時所能探究的還要深，但是我讓他暢所欲言。他感謝我聽他說清所有來龍去脈，這幫助他釐清自己的困境。我將他介紹給一位我敬重的專業同事，好更深入地探究這段痛苦的關係，並處理當中的內心衝突。然而大部分他說過的話一直留在我心中，在我記憶的小房間裡不斷迴盪著。它連接起我對於照顧回憶的想法，現在的我隨時都努力照顧著回憶。

關於照護，有一種存在式的東西：如果你容許照護接管你，你就會發現自己內在有一份溫柔的慈悲，而且需要將它付諸行動。你會竭盡所能，而且你的一舉一動，都會讓你投入他人生活中的需要。你無法分分秒秒這樣做，但這並不是大問題，是吧？真正的問題是，你是否在某些時候，或是起碼有時候，可以感到自己是以「照護」的態度在回應。你是否能夠忍受他人的痛苦滲入了你的身體中，並從中感到你自己的痛苦？記憶流轉。照顧他人變成了照顧自己的一部分。很明顯地，在無心插柳中，你最後改造了自己。這段談話重演了我以往曾體驗過無數次的狀況，因此，結束這段談話時，儘管它打亂了我那天的計畫，我卻感覺到心情振奮，而且沒那麼疲乏了。

而且我感覺到，這種循環正在成形。我在這次會面中所說、所做的每件事，都是我從瓊安身上學來的：從她作為一個人的本質、從她對我的照顧、從她造就我所成為的那個照顧者。也許，這便是照護的核心——照護的靈魂——中悲喜參半的神祕性。照護是我們的職責。但是照護會讓我們疑惑，讓我們焦慮。最終看來，照護甚至無法讓一切順順利利。它令人困擾為難；經常是一種寧願不要去做；有時候真的令人不愉快；有時候它取走的比給予的要多；是一種會讓我們崩潰的東西。它也是我們做得到的事情中最重要的事之一。它從照顧他人出發，但最終卻是照顧到自己。藉由付出照顧，我們會認知到原來我們自己也需要被照顧。而這種內心最深處的需要、生存上的不安全感，會因為我們對他人的承諾而抵銷，降低威脅性，讓我們活得更安穩——而這些人，是我們一同前往人類終點旅程的伙伴。也許在最後，這會將照護的靈魂轉變為靈魂的照護。

我花了很長一段時間，全神貫注撰寫本書，把我對瓊安的珍貴回憶，轉譯成了對我自己的照顧。在我們那段奇特而混亂的時光中，我將瓊安的人格特質轉化為我自己為人處世的方式，藉著照顧她的人格特質，讓她繼續活在世上。我也明白，就某種意義上，我將她的精神活出來，作為一種感謝的方式，來完成這段無比漫長的哀悼過程，放手讓瓊安離開。就另一種同樣不可思議的意義而言，撰寫的過程讓我允許舊我消失，變身為本書作者，這樣我就不只是一名回憶的照顧者，而已是一個與以往截然不同的人。

誌謝

這本書來自身為一位主要的家庭照顧者長達十年的經驗，但是它所包含的是一生。它幾乎包羅了所有我個人生活上、學術生活上、臨床生活上的一切。它既是我身為一個人和一名醫師的成長故事，也是一份關於我的家庭與工作的敘述。數千小時的交談、觀察、照顧工作、閱讀、絞盡腦汁，以及為了呈現我需要說出的事情而努力字斟句酌的奮戰，經過去蕪存菁之後呈現在這裡。基於這個理由，我著實無法鉅細靡遺地感謝許許多多幫助過我的個人，以及我曾經一起工作過的家庭、醫院、診所和護理之家。或者是大學、會議以及讓我陳述自己對於照護的想法，並參與學術報告的場合。但我要在這裡，向這些對此書無比重要的經驗表達謝意。如果沒有瓊安，以及彼得、安妮、孫子們湯瑪斯和凱莉、已逝的媽媽瑪西亞、弟弟史提夫、弟媳李、表妹蘿拉和她的伴侶揚，就根本不會有這本書。我們的居家照護員貢獻給瓊安與我的幫助，我再怎麼強調她的價值都不為過，我為她取了希拉這個假名。我深深地感謝她的所有協助。

我寫了一次又一次的草稿，透過彼得・吉納（Peter Ginna）初期在概念上的精心編修，變得條理清楚。本書之後的發展，大大受益於一位出色編輯大衛・索貝（David

Sobel）的幫助，他從慘痛經驗中理解到何謂照護，並且在他自己的工作中身體力行。我對彼得和大衛的感謝，要擴大到安妮和揚在編輯上的幫助。我的經紀人吉兒・尼琳（Jill Kneerim），激發了留存在我內心的樂音，讓那火焰幾年來持續不滅，而且對我而言，她是位理想的讀者。企鵝出版公司（Penguin）的凱斯琳・柯特（Kathryn Court）堅持，展現情境要比列舉事項來得更有意義。維多莉亞・沙凡（Victoria Savanh）用心地照料這本書的製作過程。我盡我所能跟上他們所提供的實用建議；如果有任何欠缺不足，只能說是我個人的文筆拙劣所致。

一整個世代的哈佛碩士研究助理們，給了我最為實際的支持。許多哈佛大學生和醫學生帶著批判的態度面對我在課程中引進的雛形概念，並在我發展這些概念時，以良好的幽默感承接下來。博士後研究員和博士生讓我明白，進行指導本身就是一種照護的互惠行為，也讓我了解到，照護所包含的內容和範圍，永遠未有定論。

我深深地感謝琳達・湯瑪斯（Linda Thomas），我的優秀助理，謝謝她將我那些難以理解、雜亂無章的手寫文稿——這依然是我唯一可以思考和寫作的方式——輸入成電腦檔案的重大貢獻，並對於各種事物與手稿提供敏銳而謙遜的建議，而且在我精神萎靡時支持我繼續下去。在她之前，是由瑪莉琳・古德里奇（Marilyn Goodrich）負責這項工作，她也一樣彬彬有禮而充滿效率。克蕾兒・德・佛克蘭（Claire de Forcrand）則為最後的手稿幫忙收集材料。

我也受惠於數千位的病患、他們的家屬以及醫護人員，我深感榮幸以可與他們一起工作長達半個世紀，無論他們是在美國、中國、台灣、日本、菲律賓、英國、肯亞、坦尚尼亞、南非或世界上的其他地方。無論我在照護方面掌握了或傳達了什麼智慧，都是來自他們。

哈佛大學醫療人類學計畫的長期贊助者是已故的麥克．克萊頓（Michael Crichton）。[1]他為許多不同活動提供贊助經費，其中包括建立基金，支持本書的寫作。我希望我榮耀了他交給我的唯一任務——「永遠不要遵循醫學界的常規」。這數十年來我為了本書而進行的研究，接受了許多不同來源的贊助，其中包括國家衛生研究院（National Institutes of Health）、國家科學基金會（National Science Foundation）、洛克斐勒基金會（Rockefeller Foundation）、麥克阿瑟基金會（MacArthur Foundation）、卡內基公司（Carnegie Corporation）、費里曼基金會（Freeman Foundation）、社會科學研究會（Social Science Research Council）、古根漢基金會（Guggenheim Foundation）以及其他機構。我深深感激這些贊助對我的支持。

我身為哈佛大學的一員已逾四十個年頭，文理學院（Faculty of Arts and Sciences）的人類學系以及哈佛醫學院的全球衛生與社會醫學系（Department of Global Health and Social Medicine），是我的家。我深深受惠於這兩個科系的同事們，而且更感謝整個哈佛大學。在瓊安與我一起工作的最後一年，哈佛大學提供了護理照護員給瓊安，讓她可以待在辦公室裡，我可以看顧、協助她，同時進行我的教學工作。哈佛支持我持續整個職涯的研究與趣，提供我最棒的合作對象與學生。哈佛也在時間、空間和資源上給了我一份特別的禮物，讓我可以建立一項以照護為中心的醫療人類學計畫。這本書只是這項計畫的最新成果。

最後，我要真誠告白。《照護的靈魂》這本書尚未完結。我可以不斷、不斷地一直寫下去，依然永遠完成不了（事實上，我甚至有一點害怕完結，而且想著：接下來要面對什麼？）。這是因為，這個主題依然持續存在著，而且繼續抗拒我絞盡腦汁想以精準的字句來表達它的努力。照護，正如生命本身一樣——既不完整，也不會終結。但是或許，我在這些書頁中所投注的心血，將為開啟倡議照護的道德運動有所貢獻，在這運動中將有其他人接下火炬，並且更加充分理解照護對我們所有人的重要意義。

凱博文
寫於麻薩諸塞州劍橋
緬因州南布里斯托
以及澳洲新南斯威爾州羅澤爾

註釋

1 譯註：麥克·克萊頓，美國暢銷書作家、醫生、製片、有「科幻驚悚小說之父」的稱號，代表作品包括了《侏儸紀公園》、《桃色機密》、《奈米獵殺》。

Culture, Medicine, and Psychiatry: An International Journal of Cross- ultural Health Research. New York: Springer US.

Das, Veena. *Affliction: Health, Disease, Poverty.* New York: Fordham University Press, 2015.

Didion, Joan. *The Year of Magical Thinking.* New York: Alfred A. Knopf, 2005.

Fadiman, Anne. *The Spirit Catches You and You Fall Down: A Hmong Child, Her American Doctors, and the Collision of Two Cultures.* New York: Farrar, Straus and Giroux, 2012.

Farmer, Paul, Arthur Kleinman, Jim Kim, and Matthew Basilico, eds. *Reimagining Global Health: An Introduction.* Berkeley: University of California Press, 2013.

Foner, Nancy. *The Caregiving Dilemma: Work in an American Nursing Home.* Berkeley: University of California Press, 1994.

Foucault, Michel. *Discipline and Punishment. The Birth of the Prison.* Translated byAlan Sheridan. London: Allen Lang, 1977.

Frankl.Viktor. *Man's Search for Meaning.* Boston: Beacon Press, 2006 [1946].

Fuchs, Elinor. *Making an Exit: A Mother- aughter Drama with Alzheimer's, Machine Tools, and Laughter.* New York: Metropolitan Books, 2005.

Garcia, Angela. *The Pastoral Clinic: Addiction and Dispossession along the Rio Grande.* Berkeley: University of California Press, 2010.

Gawande, Atul. *Being Mortal: Medicine and What Matters in the End.* New York: Picador, 2015.

Geertz, Clifford. *Local Knowledge.* New York: Basic Books, 1987.

________. "The Upgrade: Why Doctors Hate Their Computers." *New Yorker* 94, no. 36 (2018): 62.

Glenn, Evelyn Nakano. *Forced to Care: Coercion and Caregiving in America.* Cambridge:

參考文獻

Abel, Emily K. *The Inevitable Hour: A History of Caring for Dying Patients in America.* Baltimore: Johns Hopkins University Press, 2016.

Abraham, Laurie Kaye. *Mama Might Be Better Off Dead: The Failure of Health Care in Urban America.* Chicago: University of Chicago Press, 1994.

Alterra, Aaron [E. S. Goldman]. *The Caregiver: A Life With Alzheimer's.* Hanover, NH: Steerforth Press, 1999.

Bayley, John. *Elegy for Iris.* New York: Picador, 1999.

Bellini, Lisa M., and Judy A. Shea. "Mood Change and Empathy Decline Persist During Three Years of Internal Medicine Training." *Academic Medicine* 80, no. 2 (2005): 164–67.

Biehl, João. *Vita: Life in a Zone of Social Abandonment.* Berkeley: University of California Press, 2005.

Boris, Eileen, and Jennifer Klein. *Caring for America: Home Health Workers in the Shadow of the Welfare State.* Oxford: Oxford University Press, 2012.

Buch, Elana D. "Anthropology of Aging and Care." *Annual Review of Anthropology* 44 (2015): 277–93.

Cassidy, Sheila. *Sharing the Darkness: The Spirituality of Caring.* New York: Orbis Books, 1992.

Coakley, Sarah, and Kay Kaufman Shemelay, eds. *Pain and Its Transformations: The Interface of Biology and Culture.* Cambridge: Harvard University Press, 2008.

Jackson, Stanley W. "Presidential Address: The Wounded Healer." *Bulletin of the History of Medicine* 75, no. 1 (2001): 1– 36.

Jamison, Kay Redfield. *An Unquiet Mind: A Memoir of Moods and Madness.* New York: Vintage Books, 1996.

Kalanithi, Paul. *When Breath Becomes Air.* New York: Random House, 2016.

Kaptchuk, Ted. "The Placebo Effect in Alternative Medicine: Can the Performance of a Healing Ritual Have Clinical Significance?" *Annals of Internal Medicine* 136, no. 11 (2002): 817– 825.

Kaptchuk, Ted J., and Franklin G. Miller. "Placebo Effects in Medicine." *New England Journal of Medicine* 373, no. 1 (2015): 8– 9.

Kaufman, Sharon R. *And a Time to Die: How American Hospitals Shape the End of Life.* New York: Scribner, 2005.

Kleinman, Arthur. *Patients and Healers in the Context of Culture: An Exploration of the Borderland between Anthropology, Medicine, and Psychiatry.* Berkeley: University of California Press, 1980.

________. *Social Origins of Distress and Disease: Depression, Neurasthenia, and Pain in Modern China.* New Haven: Yale University Press, 1986.

________. *The Illness Narratives.* New York: Basic Books, 1988.

Kleinman, Arthur, and Joan Kleinman. "How Bodies Remember: Social Memory and Bodily Experience of Criticism, Resistance, and Delegitimation following China's Cultural Revolution." *New Literary History* 25, no. 3 (1994): 707– 723.

________. "The Appeal of Experience; The Dismay of Images: Cultural Appropriations of Suffering in Our Times." *Daedalus* 125, no. 1 (1996): 1– 23.

Harvard University Press, 2012.

Good, Byron. *Medicine, Rationality, and Experience: An Anthropological Perspective.* Cambridge: Cambridge University Press, 1994.

Good, Mary-Jo DelVecchio. *American Medicine: The Quest for Competence.* Berkeley: University of California Press, 1995.

Grant, Karen R., Carol Amaratunga, Pat Armstrong, Madeline Boscoe, Ann Pederson, and Kay Wilson, eds. *Caring For/ Caring About: Women, Home Care, and Unpaid Caregiving.* Toronto: University of Toronto Press, 2004.

Groopman, Jerome E. *The Measure of Our Days: A Spiritual Exploration of Illness.* New York: Penguin, 1998.

Gross, Jane. *A Bittersweet Season: Caring for Our Aging Parents— nd Ourselves.* New York: Alfred A. Knopf, 2011.

Hampton, J. R, M. J. Harrison, J. R. Mitchell, J. S. Prichard, and C. Seymour. "Relative Contributions of History- Taking, Physical Examination, and Laboratory Investigation to Diagnosis and Management of Medical Outpatients." *British Medical Journal* 2 (1975): 486.

Heaney, Seamus, *Opened Ground: Poems, 1966– 996.* London: Faber and Faber, 1998.

Hojat, Mohammadreza, Salvatore Mangione, Thomas J. Nasca, Susan Rattner, James B. Erdmann, Joseph S. Gonnella, and Mike Magee. "An Empirical Study of Decline in Empathy in Medical School." *Medical Education* 38, no. 9 (2004): 934– 941.

Institute of Medicine Committee on Pain, Disability, and Chronic Illness Behavior. Marian Osterweis, Arthur Kleinman, and David Mechanic, eds. *Pain and Disability: Clinical, Behavioral, and Public Policy Perspectives.* Washington, DC: National Academies Press, 1987.

Experience. Cambridge, UK; New York, NY, USA: Cambridge University Press, 1998.

Mda, Zakes. *Ways of Dying*. New York: Picador, 2002.

Mechanic, David, Donna D. McAlpine, and Marsha Rosenthal. "Are Patients' Office Visits with Physicians Getting Shorter?" *New England Journal of Medicine* 344 (2001): 198– 04.

Merton, Robert K. "The Unanticipated Consequences of Purposive Social Action." *American Sociological Review* 1, no. 6 (1936): 894– 04.

Miles, Ann. *Living with Lupus: Women and Chronic Illness in Ecuador*. Austin: University of Texas Press, 2013.

Mol, Annemarie. *The Logic of Care: Health and the Problem of Patient Choice*. New York: Routledge, 2008.

Morris, David B. *The Culture of Pain*. Berkeley: University of California Press, 1993.

Mukherjee, Siddhartha. *The Emperor of All Maladies: A Biography of Cancer*. New York: Simon & Schuster, 2010.

Mulley, Albert G., Chris Trimble, and Glyn Elwyn. "Stop the Silent Misdiagnosis: Patients' Preferences Matter." *British Medical Journal* 345 (2012): e6572.

National Academies of Sciences, Engineering, and Medicine. Richard Schulz and Jill Eden, eds. *Families Caring for an Aging America*. Washington, DC: National Academies Press, 2016.

Nelson, Sioban, and Suzanne Gordon, eds. *The Complexities of Care: Nursing Reconsidered*. Ithaca, NY: ILR Press/ Cornell University Press, 2006.

Nightingale, Florence. *Notes on Nursing: What It Is, and What It Is Not*. New York: Appleton, 1860.

Ofri, Danielle. *What Patients Say, What Doctors Hear*. Boston: Beacon Press, 2017.

Kleinman, Arthur. *What Really Matters: Living a Moral Life amidst Uncertainty and Danger.* Oxford: Oxford University Press, 2007.

________. "Catastrophe and Caregiving: The Failure of Medicine as an Art." *Lancet* 371, no. 9606 (2008): 22– 23.

________. "Caregiving: The Odyssey of Becoming More Human." *Lancet* 373, no. 9660 (2009): 292– 293.

Kleinman, Arthur, Yunxiang Yan, Jing Jun, Sing Lee, Everett Zhang, Pan Tianshu, Wu Fei, and Jinhua Guo. *Deep China: The Moral Life of the Person.* Berkeley: University of California Press, 2011.

Kleinman, Arthur. "Caregiving as Moral Experience." *Lancet* 380, no. 9853 (2012): 1550– 551.

________. "From Illness as Culture to Caregiving as Moral Experience." *New England Journal of Medicine* 368 (2013): 1376– 377.

________. "Caring for Memories." *Lancet* 387, no. 10038 (2016): 2596– 597.

________. "Presence." *Lancet* 389, no. 10088 (2017): 2466– 467.

Kuhn, Thomas. *The Structure of Scientific Revolutions*. Chicago: University of Chicago Press, 1970 [1962].

Lasch, Christopher. *Haven in a Heartless World: The Family Besieged.* New York: W. W. Norton, 1995.

Levitsky, Sandra R. *Caring for Our Own: Why There Is No Political Demand for New American Social Welfare Rights*. New York: Oxford University Press, 2014.

Lewis- Fernández, Roberto, and Naelys Díaz. "The Cultural Formulation: A Method for Assessing Cultural Factors Affecting the Clinical Encounter." *Psychiatric Quarterly* 73, no. 4 (2002): 271– 95.

Mattingly, Cheryl. *Healing Dramas and Clinical Plots: The Narrative Structure of*

Solomon, Andrew. *The Noonday Demon: An Atlas of Depression.* Scribner, 2014.

Stevenson, Lisa. *Life Beside Itself: Imagining Care in the Canadian Arctic.* Berkeley: University of California Press, 2014.

Swift, Jonathan. *A Modest Proposal for Preventing the Children of Poor People from being a Burthen to their Parents or Country, and for Making them Beneficial to the Publick.* Dublin: S. Harding, London: J. Roberts, 1729.

Taylor, Janelle S. "On Recognition, Caring, and Dementia." *Medical Anthropology Quarterly* 22, no. 4 (2008): 313– 35.

Tronto, Joan. *Moral Boundaries: A Political Argument for an Ethic of Care.* New York: Routledge, 1993.

———. *Caring Democracy: Markets, Equality, and Justice.* New York: New York University Press, 2013.

Tu, Weiming and Mary Evelyn Tucker, eds. *Confucian Spirituality.* Crossroad, 2003.

Verghese, Abraham. *My Own Country: A Doctor's Story.* New York: Vintage Books, 1995.

Witchel, Alex. *All Gone: A Memoir of My Mother's Dementia.* New York: Riverhead Books, 2012.

Wood, Diana F. "Bullying and Harassment in Medical Schools: Still Rife and Must Be Tackled." *British Medical Journal* 333, no. 7570 (2006): 664– 65.

O'Reilly, Dermot, Michael Rosato, and Aideen Maguire. "Caregiving Reduces Mortality Risk for Most Caregivers: A Census- Based Record Linkage Study." *International Journal of Epidemiology* 44, no. 6 (2015): 1959– 1969.

Osterman, Paul. *Who Will Care for Us? Long- Term Care and the Long- Term Workforce.* New York: Russell Sage Foundation, 2017.

Patel, Vikram, Harry Minas, Alex Cohen, and Martin J. Prince, eds. *Global Mental Health: Principles and Practice.* Oxford: Oxford University Press, 2013.

Peckins, Christopher S., Leila R. Khorashadi, and Edward Wolpow. "A Case of Reduplicative Paramnesia for Home." *Cognitive and Behavioral Neurology* 29, no. 3 (2016): 150– 157.

Poo, Ai-jen, and Ariane Conrad. *The Age of Dignity: Preparing for the Elder Boom in a Changing America.* New York: New Press, 2015.

Puett, Michael, and Christine Gross- Loh. *The Path: What Chinese Philosophers Can Teach Us About the Good Life.* New York: Simon & Schuster, 2017. First published 2016.

Richardson, Robert D. *William James: In the Maelstrom of American Modernism.* Boston: Houghton Mifflin Harcourt, 2006.

Sankar, Andrea. *Dying at Home: A Family Guide for Caregiving.* Baltimore: Johns Hopkins University Press, 1991.

Sherr Klein, Bonnie. *Slow Dance: A Story of Stroke, Love and Disability.* Toronto: Vintage Canada, 1997.

Simmons, Philip. *Learning to Fall: The Blessings of an Imperfect Life.* New York: Bantam Books, 2003.

Slaughter, Anne- Marie. *Unfinished Business: Women Men Work Family.* New York: Random House, 2015.

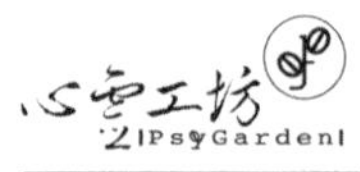

Master 072

照護的靈魂：

哈佛醫師寫給失智妻子的情書

The Soul of Care: *The Moral Education of a Husband and a Doctor*

作者：凱博文（Arthur Kleinman） 譯者：王聰霖

出版者—心靈工坊文化事業股份有限公司
發行人—王浩威 總編輯—王桂花
責任編輯—黃心宜 內文編排—李宜芝
通訊地址—10684台北市大安區信義路四段53巷8號2樓
郵政劃撥—19546215 戶名—心靈工坊文化事業股份有限公司
電話—02）2702-9186 傳真—02）2702-9286
Email—service@psygarden.com.tw 網址—www.psygarden.com.tw

製版・印刷—中茂印刷製版股份有限公司
總經銷—大和書報圖書股份有限公司
電話—02）8990-2588 傳真—02）2290-1658
通訊地址—248新北市五股工業區五工五路二號
初版一刷—2020年3月 ISBN—978-986-357-176-6 定價—440元

國家圖書館出版品預行編目資料

照護的靈魂：哈佛醫師寫給失智妻子的情書/ 凱博文(Arthur Kleinman)著；王聰霖譯. -- 初版. -- 臺北市：心靈工坊文化, 2020.03
面； 公分. -- (Master ; 72)

譯自：The soul of care : the moral education of a husband and a doctor

ISBN 978-986-357-176-6(平裝)

1.社會醫學 2.醫學倫理 3.照顧者

410.15 109002783

心靈工坊 PsyGarden 書香家族 讀友卡

感謝您購買心靈工坊的叢書，爲了加強對您的服務，請您詳填本卡，
直接投入郵筒（免貼郵票）或傳眞，我們會珍視您的意見，
並提供您最新的活動訊息，共同以書會友，追求身心靈的創意與成長。

書系編號－MA072　　書名－照護的靈魂：哈佛醫師寫給失智妻子的情書

姓名　　是否已加入書香家族？□是 □現在加入

電話（公司）　（住家）　手機

E-mail　生日　年　月　日

地址 □□□

服務機構 / 就讀學校　職稱

您的性別—□1.女 □2.男 □3.其他

婚姻狀況—□1.未婚 □2.已婚 □3.離婚 □4.不婚 □5.同志 □6.喪偶 □7.分居

請問您如何得知這本書？

□1.書店 □2.報章雜誌 □3.廣播電視 □4.親友推介 □5.心靈工坊書訊
□6.廣告DM □7.心靈工坊網站 □8.其他網路媒體 □9.其他

您購買本書的方式？

□1.書店 □2.劃撥郵購 □3.團體訂購 □4.網路訂購 □5.其他

您對本書的意見？

封面設計	□ 1.須再改進	□ 2.尚可	□ 3.滿意	□ 4.非常滿意
版面編排	□ 1.須再改進	□ 2.尚可	□ 3.滿意	□ 4.非常滿意
內容	□ 1.須再改進	□ 2.尚可	□ 3.滿意	□ 4.非常滿意
文筆／翻譯	□ 1.須再改進	□ 2.尚可	□ 3.滿意	□ 4.非常滿意
價格	□ 1.須再改進	□ 2.尚可	□ 3.滿意	□ 4.非常滿意

您對我們有何建議？

□ 本人＿＿＿＿＿＿（請簽名）同意提供真實姓名/E-mail/地址/電話/年齡/等資料，以作為
心靈工坊聯絡/寄貨/加入會員/行銷/會員折扣/等用途，詳細內容請參閱：
http://shop.psygarden.com.tw/member_register.asp。

廣　告　回　信
台北郵局登記證
台北廣字第1143號
免　貼　郵　票

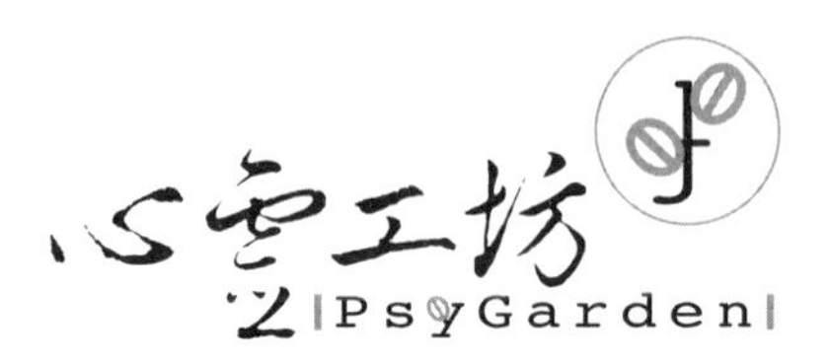

台北市106 信義路四段53巷8號2樓

讀者服務組　收

免　貼　郵　票

（對折線）

加入心靈工坊書香家族會員
共享知識的盛宴，成長的喜悅

請寄回這張回函卡（免貼郵票），
您就成爲心靈工坊的書香家族會員，您將可以——

⊙隨時收到新書出版和活動訊息

⊙獲得各項回饋和優惠方案